LES

ANÉVRYSMES VALVULAIRES

DU CŒUR

PAR

Georges LAURAND,

Docteur en médecine de la Faculté de Paris,
Interne en médecine et en chirurgie des hôpitaux de Paris,
Membre de la Société anatomique.

PARIS
ALEXANDRE COCCOZ, LIBRAIRE-EDITEUR
11, RUE DE L'ANCIENNE-COMÉDIE, 11

1881

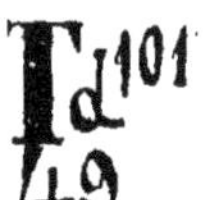

LES

ANÉVRYSMES VALVULAIRES

DU CŒUR

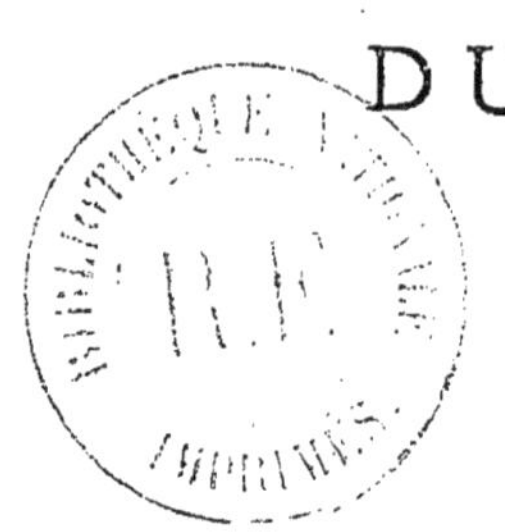

5934.

PAR

Georges LAURAND,
Docteur en médecine de la Faculté de Paris,
Interne en médecine et en chirurgie des hôpitaux de Paris,
Membre de la Société anatomique.

PARIS
ALEXANDRE COCCOZ, LIBRAIRE-EDITEUR
11, RUE DE L'ANCIENNE-COMÉDIE, 11

1881

Td 149

LES

ANÉVRYSMES VALVULAIRES DU CŒUR

INTRODUCTION.

Ayant eu l'occasion d'observer, dans l'année d'internat passée chez notre excellent maître le Dr Féréol, à l'hôpital Beaujon, un cas d'anévrysme valvulaire, nous fûmes frappé du caractère clinique qu'avait revêtu l'affection, des difficultés dont avait été entouré le diagnostic, et des résultats de l'autopsie.

Nous fûmes ainsi amené à rechercher, dans les traités classiques, dans les observations de cas analogues, publiés en France et à l'étranger, les diverses particularités que peuvent présenter ces lésions, au point de vue de leurs causes, des altérations anatomo-pathologiques qui les constituent, et des complications auxquelles elles donnent naissance.

Il nous a paru intéressant de réunir ainsi leurs principaux caractères, et de présenter le tableau d'une affection qui, sans être extrêmement rare, est cependant bien loin d'être commune.

Nous devons adresser ici à M. le Dr Duguet tous nos remerciements pour la bienveillance avec laquelle il nous a communiqué une très belle observation de son service.

Nous remercions également notre ami Kahn, qui a bien voulu mettre à notre disposition sa connaissance approfondie de la langue allemande.

DEFINITION. -- HISTORIQUE.

On donne le nom d'anévrysme valvulaire à des dilatations sacciformes siégeant sur les valvules cardiaques.

L'aspect de ces lésions, leur forme, la nature des tissus qui composent leurs parois, et du liquide qu'elles contiennent, les avait fait rapprocher des altérations siégeant sur les artères, d'où une dénomination identique.

La première description qu'on en retrouve dans la science est un cas que Morand observa en 1729, et dont on trouve dans l'histoire de l'Académie royale des sciences (page 14), l'observation suivante :

Observation I.

« M. Morand, en ouvrant le corps d'un marchand de Paris, qui, après avoir été sujet à des palpitation de cœur, était mort brusquement, ne fut pas surpris de trouver des concrétions polypeuses moulées dans l'aorte et dans les branches des artères et veines pulmonaires mais il le fut de quelques accidents plus singuliers.

Au côté gauche du cœur, une des deux valvules mitrales du sac pulmonaire était changée en une espèce de poche, dont le fond regardait le sac et l'ouverture regardait le ventricule.

Cette poche était la valvule même dilatée, jusqu'à pouvoir contenir le pouce, épaissie, et ayant de petits os en plusieurs endroits.

Pareillement, les trois valvules sigmoïdes de l'aorte, considérablement épaissies, avaient en chacune divers endroits de petits os très solides, irrégulièrement arrangés et élevés en forme de roches. »

Ce cas reste unique dans la science jusqu'en 1805, où Laënnec et Fizeau citent à la Société de la Faculté de médecine, une observation d'anévrysme de la mitrale, qu'ils rapprochent du cas de Morand.

Obs. II (Bulletin de la Faculté de médecine de Paris, an XIII, p. 207, et Traité d'auscultation médiate, t. II, p. 529).

A la face supérieure de la valvule mitrale, s'élevait une sorte de petite poche d'un demi-pouce de longueur, de plus de quatre lignes de diamètre, et percée à ses deux extrémités de deux ouvertures, dont l'inférieure était la plus large. Cette dernière avait des bords assez irréguliers et comme frangés, de sorte que la lame inférieure de la valvule mitrale paraissait avoir été rompue en cet endroit, et le petit sac anévrysmal semblait formé par la dilatation de la lame supérieure. Seulement l'ouverture supérieure était évidemment l'effet d'une rupture déjà ancienne de ce sac, car elle était fort lisse. »

Cruveilhier, dans la 28e livraison (planche 5) de son Atlas, et dans son Traité d'anatomie pathologique, nous en offre un très beau cas, qu'il étudie dans le chapitre des rétrécissements auriculo-ventriculaires.

Obs. III.

Exemple remarquable d'un rétrécissement auriculo-ventriculaire gauche par épaisissement de la valvule mitrale, aux dépens de laquelle s'étaient formées plusieurs poches, ou kystes, largement ouverts du côté de la pointe du ventricule.

« Ils interceptaient d'une manière plus ou moins complète le passage du sang de l'oreillette dans le ventricule.

Sur deux d'entre eux, au sommet de la poche, existait une petite perforation, laissant passer une soie de porc.

Sur deux, la surface offrait des érosions. »

En 1838 paraît, dans le *London medical Transactions*,

un important mémoire de Thurnamm, sur les anévrysmes du cœur.

Ce mémoire contient trois cas, se rapportant spécialement à notre sujet, et dont l'un est emprunté à Cooper, l'autre à Vatson.

La riche série d'observations du Traité clinique des maladies du cœur, du professeur Bouillaud (2e édition, 1841), ne pouvait manquer de contenir quelques faits du même ordre. En effet, nous y trouvons, aux pages 29 et 33, ainsi que dans l'observation LXXX, trois cas qui, pour n'être pas décrits sous le titre d'anévrysmes valvulaires, n'en rentrent pas moins dans notre sujet.

Vers la même époque, en Allemagne, Engel (1), Ecker (2), publiaient chacun un cas; Löbel (3), en 1843, deux cas de lésions valvulaires anévrysmatiques, et Rokitansky (4) assignait à ces accidents leur véritable pathogénie.

Peacock, dans l'*Edinburg med. and surg. Journal* (1846), adopte la théorie de Rokitansky.

En 1850, à la Société anatomique, M. Hérard présentait encore un exemple d'anérysme mitral (*Bull. Soc.*, année 1850, p. 239).

Obs. IV.

Pendant la vie, on avait entendu un double bruit de souffle avec piaulement.

(1) Medic. Jahrb., 1841.
(2) Heidelb. medic. Annalen, 1842.
(3) OEster. med. Jahrb., 1843.
(4) Lehrbuch der pathol. Anat. 1844,

Sur les valvules aortiques, on trouva d'énormes végétations blanchâtres, irrégulières, mamelonées, imitant les choux-fleurs. De plus, sur la face auriculaire de la mitrale, tumeur globuleuse, violacée, grosse comme une cerise. Elle est pleine de sang : du côté de l'oreillette, elle ne présente aucun orifice. Mais elle s'ouvre largement à la surface ventriculaire de la valvule. »

A propos de ce cas, Cruveilhier rappela celui de Fizeau, et celui de l'atlas, et il proposa le mot de *hernie*, qui lui parut préférable à celui d'anévrysme, pour caractériser la lésion.

Depuis cette époque, les travaux deviennent moins rares.

En Angleterre, la question est étudiée par Ogle (1), Legg (2), Coupland (3), Prescott Hewett (4), dans les Transactions of Pathological Society.

En Allemagne, dans les chapitres consacrés à la lésion, par Förster (5) et Haeschl (6).

En France, dans les articles de MM. Charcot et Vulpian (7), sur les formes ulcéreuses de l'endocardite.

Plus récemment, le sujet est repris dans les excellentes thèses de Pelvet (Th., Paris, 1867) et de Caubet (Th., Paris, 1872), dans les observations et planches de l'Atlas d'anatomie pathologique de M. Lancereaux (1871), et le Traité classique de Cornil et Ranvier.

En Allemagne, la question est choisie comme sujet de

(1) Transact. of path. Society, 1858, p. 117, 131.
(2) Medic. Times et Gaz. St-Barth. Hosp., vol. VIII, p. 183.
(3) Transact. of path. Society, t. XXVIII, p. 73.
(4) Transact. of path. Society, 1850, p. 78.
(5) Lehrbuch der pathol. Anat., 1862.
(6) OEster. Zeitschrift, 1862.
(7) Gaz. méd. Paris, 1862.
(8) Ibidem.

thèses, par Schnekkendorf (Marburg, 1876), par Jaster (Berlin, 1873).

Enfin, un très bon article de Biach (Medicinisch Jarhb, 1878), les excellents chapitres des dictionnaires par notre regretté maître Maurice Raynaud, et MM. Potain et Rendu, et un mémoire de M. Lancereaux, dans les Archives générales de médecine (avril 1881), constituent les plus récentes publications sur le sujet de notre travail.

PATHOGÉNIE.

Le mode de production de ces lésions est resté assez longtemps inconnu.

Les premiers auteurs en faisaient simplement une conséquence de la pression sanguine. Mais, comme cette raison seule ne suffisait point à expliquer l'atteinte de telle ou telle valvule, ou de tel point de la valvule de préférence à d'autres, on était obligé d'admettre des conditions accessoires : telles que l'inégalité de résistance anatomique des diverses régions de la valvule ou bien l'exagération de cette pression sanguine sous certaines influences, hypertrophie du ventricule, ou rétrécissement d'un orifice valvulaire.

C'est ainsi que Morand ajoutait à la relation de son cas la réflexion suivante : « Il est aisé de voir que le sang ne pouvait enfiler qu'avec beaucoup de peine la route de l'aorte, dont les valvules épaissies et ossifiées, ne se laissaient pas aplatir, comme il l'eût fallu. »

Laënnec expliquait la formation de l'anévrysme mitral qu'il avait observé, par « l'obstacle que le rétrécissement de l'orifice de l'aorte opposait au cours du sang. On conçoit, en effet, ajoutait-il, que la lame de la mitrale a pu se rompre par l'effort du sang, qui, poussé par le ventricule gauche avec une force nécessairement plus considérable que dans l'état naturel, vu l'hypertrophie de ce ventricule, ne pouvait passer avec facilité dans l'aorte. »

De même, Cruveilhier pense « que la formation de ces petits sacs en manière de doigts de gant est facilement explicable par l'inégale résistance des divers points de la valvule mitrale, qui, recevant les cordages tendineux, non seulement par son bord libre, mais aussi par sa face externe, peut céder sous l'impulsion du sang dans les intervalles moins résistants de ces cordages tendineux : il n'est pas nécessaire d'admettre une rupture de la lame de la valvule, pour expliquer leur production. »

Thuman admet également que cette dilatation croissante n'a besoin d'être précédée ni de rupture, ni d'ulcération.

C'est Rokitansky qui, le premier, attribua à la lésion sa véritable origine : dans son chapitre sur les anévrysmes valvulaires, il adopte l'idée d'une déchirure des lames de la valvule dans le cours d'une inflammation violente, et la distension de la lame restée saine.

C'est ainsi, en effet, que se produisent les anévrysmes; c'est, grâce à la destruction d'un des feuillets que la pression sanguine, agissant sur un point altéré et moins résistant du feuillet qui persiste, le refoule jusqu'à rupture.

Ce premier temps de la formation de l'anévrysme, destruction d'une lame valvulaire, peut se faire selon plusieurs modes.

Le premier et le plus fréquent, c'est l'*ulcération*.

L'ulcération est l'aboutissant d'un travail inflammatoire de l'endocarde, bien étudié par Charcot et Vulpian, Lancereaux, Duguet et Hayem, etc. La valvule malade se vascularise, se tuméfie, se boursoufle. Ces modifications sont dues à la prolifération des cellules du tissu conjonctif qui forment la couche moyenne de la valvule. Ces éléments constituent une matière granuleuse, qui se ramollit, devient friable. Le courant sanguin les dissocie, les balaie, et l'ulcération se trouve ainsi constituée.

Le fait principal de ces altérations consiste dans la destruction de la lame élastique qui forme comme le squelette de la valvule. Cette lame élastique disparaissant, enlève ainsi à ce qui reste de la valvule toute sorte de résistance, et la laisse exposée, ramollie et flasque, à l'influence du choc sanguin.

C'est alors qu'on la voit se distendre, s'allonger du côté de la moindre résistance, former des sinuosités qu'on peut comparer aux circonvolutions cérébrales et, finalement, la dépression en doigt de gant qui constitue l'anévrysme proprement dit.

Les deux observations suivantes montrent bien les diverses phases de ce processus.

Obs. V (Atlas d'anat. pathol. (Lancereaux), observ. 148, texte, p. 225.

Femme de 44 ans, atteinte de pleuro-pneumonie.

Déjà améliorée, quand surviennent fièvre, délire, accidents ataxo-adynamiques, et mort en trois jours.

Autopsie. — Foyer purulent enkysté, reposant sur le diaphragme.

Parenchyme pulmonaire voisin violacé. peu consistant.

Au cœur. — Parois et orifices intacts, sauf à l'aorte.

Orifices aort., valvules altérées à des degrés divers, qui permettent de suivre le processus d'altération.

L'une sur sa face ventriculaire, présente deux petits groupes de végétations, avec injection manifeste à leur circonférence.

Une autre, également injectée, porte sur la partie moyenne de sa face aortique, une tache blanche, légèrement déprimée, indice d'un certain degré de ramollissement.

La dernière, enfin, est recouverte d'une couche de fibrine ; au-dessous, le tissu est grisâtre, ramolli. Toute la partie moyenne de cette valve est altérée, et d'un aspect qui rappelle celui des circonvolutions cérébrales. Un peu au-dessous de son bord supérieur, se trouve une perte de substance peu étendue.

Quelques vaisseaux s'aperçoivent dans l'épaisseur et au voisinage de cette altération, laquelle est constituée en grande partie par des cellules et noyaux arrondis, (embryoplastiques).

Quelques tâches ecchmotiques sur la rate et les reins.

Obs. VI (Thèse da Pelvet. Paris, 1867. Communiquée par son collègue Sérailler).

Pas d'histoire clinique.

Cœur légèrement hypertrophié.

Valvules aortiques couvertes de végétations.

La postérieure, qui est la moins malade, présente au niveau du tubercule d'Arantius, un bouquet de villosités.

Les autres sont plus altérées. Leur bord libre et une partie de leur face ventriculaire sont couverts de végétations : les unes en crêtes, les autres filiformes, très-allongées, atteignant 1 cent. et demi et flottant au milieu de l'orifice : quelques-unes contiennent des masses blanches caséeuses.

Sur la mitrale, *anévrysme commençant*. Sur le côté ventriculaire de la valve droite, surface de 1 cent carré environ, ulcérée, à bords inégaux, rugueux et saillants. Elle forme l'orifice d'une petite dépression en doigt de gant dont le fond fait saillie sur la face auriculaire. Cette cavité, qui peut contenir un pois, est vide : pas de sang coagulé. Les tendons papillaires sont triplés de volume et présentent quelques renflements noduleux.

Mais la lame valvulaire peut disparaître selon un autre mécanisme. Au centre même de la valvule, dans le tissu conjonctif profond, peut apparaître un point d'inflammation, aboutissant à la formation d'un abcès qui siège entre les deux lames. Celles-ci sont d'abord soulevées, puis amincies de dedans en dehors ; et il se produit alors soit une perforation complète de la valvule, soit une rupture de celui des feuillets le moins résistant, ou du côté de la moindre pression sanguine.

La condition nécessaire à la production de notre lésion se trouve ainsi réalisée. On trouve, sur la valvule, soit une petite tumeur qui laisse écouler une certaine quantité de pus, soit le plus souvent une cavité irrégulière, anfractueuse; à bords déchiquetés, épaissis, comme ceux d'un véritable abcès.

Obs. VII (Gazette médic. de Paris, 1862, p. 645. Lancereaux).

Homme de 44 ans, ayant présenté pendant la vie de la dyspnée de l'œdème des jambes. Au cœur un léger frémissement, plus particulièrement vers la pointe.

On ne put savoir s'il existait un souffle.

Pouls petit, très fréquent, irrégulier. Mort en cinq jours.

Autopsie. — Cœur droit sain.

Cœur gauche augmenté de volume, légèment jaunâtre à la coupe.

La mitrale est épaissie, allongée, recouverte d'une substance granuleuse que l'examen microscopique démontra être de la fibrine. En raclant cette matière fibrineuse, on aperçoit à la surface de la valvule une légère saillie, une petite tumeur du volume d'un pois, d'où s'échappe par la pression une substance liquide, blanchâtre, dans la composition de laquelle entrent de nombreuses granulations grises et graisseuses, des globules pyoïdes et des globules de pus, munis d'un ou plusieurs noyaux.

Au voisinage existait sur la même face valvulaire, celle qui regarde la cavité de l'auricule, deux excavations pouvant contenir chacune un pois.

Infarctus de la rate.

Obs. VIII (Gaz. méd., 1862, p. 661. Chalvet.

Femme de 22 ans. Pendant la vie, frissons intenses répétés, diarrhée. Ictère. Broncho-pneumonie.

Anxiété excessive, dyspnée très vive, agitation.

Rien à signaler comme signe cardiaque, que la fréquence du pouls.

Autopsie. — Cœur droit, caillots fibrineux, mous, jaunâtres.

Cœur gauche sain, sauf la valvule mitrale. Celle-ci est allongée, considérablement épaissie, elle offre une coloration jaunâtre et une injection vasculaire très marquée.

Les vaisseaux qui rampent sur sa face auriculaire vont aboutir à une large solution de continuité ou mieux à une excavation assez profonde pour cacher l'extrémité de l'un des doigts.

Le fond de l'ulcération est ferme, résistant au doigt et même au scalpel, il est légèrement granuleux, poli et usé par le courant sanguin.

Dans un point très voisin de cette ulcération, existe une légère saillie mamelonné, d'où s'écoule, à la suite d'une incision, une matière épaisse, jaunâtre (granulations, fragments de cellules, noyaux et fibres de tissu conjonctif).

Infarctus du foie, de la rate et des reins.

Obs. IX (Bullet. Soc. anat. 1880, p. 531).

M. Dieterlen, interne des hôpitaux, rapporte le cas d'une femme de 22 ans, morte d'endocardite ulcéreuse.

Sur la mitrale, véritable abcès valvulaire, de la dimension d'une noisette : il présenté des bords élevés, flottants, déchiquetés, et un fond rougeâtre, pulpeux, très mince, son contenu a disparu.

A côté de lui, masse fibrineuse, végétante, d'un volume considérable.

Petit infarctus à la périphérie du rein gauche.

Ces trois cas nous montrent bien l'excavation qui précède l'anévrysme; on n'y trouve encore que du liquide de suppuration et des éléments purulents ; le sang n'y séjourne pas encore, et le caillot ne s'y rencontrera que plus tard.

Ce mode de formation est moins fréquent que le précédent; beaucoup d'auteurs le considèrent même comme assez rare. D'autres, au contraire, le regardent comme assez ordinaire pour donner à l'anévrysme le synonyme d'abcès valvulaire. C'est ainsi qu'à l'article du Dictionnaire encyclopédique, nous trouvons : « Ces anévrysmes, ou, pour mieux dire, ces abcès.. etc. » L'assimilation nous paraît exagérée : la lésion initiale, inflammatoire est bien identique, mais, si l'on compare les caractères de l'anévrysme et ceux de l'abcès, dans les cas nets, nous trouvons dans l'un, l'action du choc sanguin, dans l'autre, la présence seule du pus : dans celui-ci on constate les éléments purulents, dans celui-là, la présence de caillots véritables ou de concrétions fibrineuses : différences qui nous paraissent autoriser une distinction au moins théorique.

Parfois, au lieu de se rompre, cette collection purulente centrale subit des transformations, graisseuse, caséeuse ou calcaire. Pelvet en voit des exemples dans certains cas de tumeur des valvules : notamment les cas de Millard et Vidal, à la Société anatomique.

A ce mode de production des anévrysmes par le dédoublement des deux feuillets, se rattachent les cas dans lesquels la dilatation est produite par l'action d'une fusée sanguine, ou purulente, qui, cheminant sous l'endocarde des parois cardiaques, aborde le valvule par sa base d'insertion, et la décolle vers son bord libre.

Nous citerons plus loin quelques cas de ce genre de lésions : le plus souvent, plusieurs orifices valvulaires sont atteints, et plusieurs dilatations siègent sur une même valve.

Il existe enfin un troisième mécanisme, suivant lequel peut se former la dilatation valvulaire. C'est le plus rare de tous, c'est le refoulement en masse de toute l'épaisseur de la valve, sans altération appréciable de ses éléments.

Thumam a surtout insisté sur cette forme de la lésion. Ogle l'a également décrite, et il lui donne le nom d'*anévrysme vrai* par analogie avec son congénère du système artériel.

Divers éléments concourent à sa production, si l'on en juge par les explications diverses données par les auteurs.

Pour Forster, le mode de formation n'est pas connu.

Thumam l'ayant observée dans un cas où il y avait absence d'une des sigmoïdes aortiques, l'attribue à l'excès de pression sanguine résultant de cette malformation.

Pelvet, faisant remarquer qu'elles siègent presque exclusivement au cœur droit, les explique par la minceur et le peu de résistance de ces valvules. Mais cette raison ne peut satisfaire complètement, puisqu'on a observé des lésions analogues sur les sigmoïdes aortiques.

Enfin, certains auteurs admettent qu'il y a certainement altération des tissus valvulaires, mais une altération limitée à un ramollissement inflammatoire, n'entraînant pas la destruction des tissus, mais un simple affaiblissement de la valvule.

En résumé : 1° Destruction d'un feuillet valvulaire, la destruction étant produite : soit par ulcération ; soit par rupture d'un foyer inflammatoire central.

2° Dilatation du feuillet qui persiste.

Dans quelques cas, refoulement en masse de la valvule (anév. vrai.).

Tel est le mode pathogénique de l'anévrysme valvulaire.

Mais l'anévrysme n'est jamais la seule lésion que l'on constate à l'examen du cœur. Toujours le processus qui lui a donné naissance a marqué son empreinte sur d'autres points de l'endocarde.

C'est ainsi que sur la valvule même qui est le siège de la lésion, on pourra trouver, soit d'autres ulcérations, soit un épaississement, des boursouflures, ou des végétations.

Les muscles papillaires peuvent être également atteints : on les trouve augmentés de volume, épaissis, parfois le siège de renflements noduleux.

Les cavités cardiaques sont remplies de caillots fibrineux plus ou moins adhérents et enchevétrés aux cordages.

De même, sur les autres orifices, des altérations analogues, dépendant de l'endocardite, ulcéreuse ou végétante, cause première de tous ces désordres.

POCHE ANÉVRYSMALE.

Nous venons d'assister à la formation de l'anévrysme. La lame restée saine s'est laissée déprimer et distendre par le sang, selon certaines lois que nous verrons tout à l'heure. Ainsi, l'élément essentiel de la lésion se trouve constitué, c'est-à-dire la poche valvulaire, le diverticulum qui nous reproduit exactement le sac de l'anévrysme artériel.

Ce n'est qu'à cette période d'état, si l'on peut ainsi

[library stamp]

parler, que peut vraiment s'appliquer le terme d'anévrysme.

Examinons-en les différentes parties :

L'*orifice supérieur* n'est autre que l'ulcération que nous venons de voir tout à l'heure : ouverture plus ou moins large, plus ou moins irrégulière, parfois taillée comme à l'emporte-pièce par la déchirure brusque de l'endocarde qui la formait; ordinairement entourée d'une couronne de végétations bourgeonnantes.

Elle est située plus ou moins loin du bord libre de la valve,

Elle est ordinairement unique; d'autres fois multiple quand la valvule présente plusieurs dilatations sacciformes.

Dans certains cas, elle se présente d'emblée à l'observation, comme aussi on peut avoir à la chercher sous la forme d'un petit pertuis au milieu d'une plaque de végétations ulcérées.

Cet orifice conduit dans la poche dilatée, ou *sac* dont les caractères sont variables, mais présentent toutefois certaines particularités constantes.

La poche est toujours dans une situation fixe, par rapport à la valve qui lui a donné naissance. C'est ainsi que sur la mitrale, nous trouvons toujours la poche anévrysmale dirigée vers l'oreillette, tandis que l'orifice est situé sur la face ventriculaire de la valvule.

De même, à l'aorte, la dilatation regarde le ventricule, l'orifice de communication étant tourné vers la cavité du vaisseau.

Cette disposition constante s'explique par l'influence de la pression sanguine sur les tissus altérés des valvules, le maximum de pression se faisant sentir sur la mitrale et la tricuspide, au moment de leur occlusion du ventricule vers l'oreillette ; d'autre part sur les sigmoïdes aortiques et pulmonaires, au moment où l'ondée sanguine a tendance à refluer vers les veutricules.

Cette règle ne souffre pas d'exception. Cependant, nous citons un cas où le diagnostic fut assez difficile, à cause de la présence d'une disposition inverse.

La constitution des parois du sac anévrysmal est, nous l'avons vu par la pathogénie, des plus simples. Son épaisseur est très peu considérable, puisqu'elle se réduit à un simple feuillet endocardique. Nous verrons que cette minceur a pu parfois faire méconnaître le caractère précis de la lésion, la membrane enveloppante ayant passé inaperçue au milieu de caillots.

La surface externe de la poche est le plus ordinairement lisse, si elle est placée dans une situation où elle soit battue par le courant sanguin... Dans d'autres cas, elle est hérissée de végétations, la face ayant été le siège d'une poussée d'endocardite.

Le contenu du sac nous présente ordinairement une petite masse fibrineuse, due à un caillot sanguin ; parfois il est vide, comme aussi on peut y rencontrer une couche de dépôts fibrineux stratifiée, tout à fait comparable à celle d'une poche anévrysmatique artérielle. Dans quelques cas, la surface interne offre un aspect granuleux et déchiqueté, avec ou sans corps granuleux et corpuscules purulents.

Malgré ces divers aspects, il persiste d'ordinaire une cavité centrale, ou un canal creux, qui montre la nature exacte de la lésion, et est très utile pour le diagnostic anatomique.

Ainsi constituées, ces poches anévrysmatiques ont une forme généralement arrondie ; leur volume est variable; le plus souvent du volume d'un pois; on en voit qui atteignent celui d'un haricot, d'une noix, d'un marron, d'un œuf de pigeon, mais ces cas sont rares.

Les unes sont appliquées par une large base sur la valvule, d'où le nom de « nid d'hirondelles » de Bouillaud; d'autres font sur la surface de la valve une saillie à peine pédiculée, comme un petit pois. D'autres ont une base d'insertion étroite, avec un renflement à leur extrémité libre, d'où la forme en pendants d'oreilles. (Lancereaux.)

D'autres enfin, ont une forme conique, en pain de sucre.

On peut également rencontrer d'autres dispositions, mais plus rares. Au lieu d'une cavité unique, la poche est divisée en deux ou plusieurs lobes secondaires. Ou bien il se forme à son extrémité libre comme une seconde poche surajoutée, séparée de la première par un étranglement.

Ailleurs enfin, au lieu d'être libre dans la cavité cardiaque, la poche va adhérer à la paroi du cœur.

Tels sont les caractères généraux d'aspect, de forme et de situation qu'offrent les anévrysmes valvulaires qui ont succédé à l'ulcération de l'endocarde.

Ceux qui, d'après l'autre mode de formation, sont dus au refoulement de toute une valve, n'atteignent jamais de dimensions aussi marquées, ni des dispositions aussi variées. Ils reproduisent la forme générale de la valvule, un peu distendue.

Les observations suivantes montrent bien les divers aspects que peut présenter la poche valvulaire :

Obs X (Transactions of London Pathol. Society, 1852, p. 117. John Ogle).

La perforation, qui avait le volume d'un pois, était d'une forme ovale, assez irrégulière, circonscrite par des bords rugueux, auxquels adhéraient une ou deux masses fibrineuses. La poche dans laquelle elle conduisait pouvait contenir un gros pois ; sa surface interne était inégale et doublée par un caillot. Les parois étaient épaisses, et présentaient une surface lisse, du côté de l'oreillette gauche. La portion qui formait le sommet de la poche était un peu affaissée ; comme si elle avait été comprimée.

L'endocarde de l'oreillette, autour de ce sac, n'était ni épaissi, ni recouvert par aucune espèce de dépôt : mais, dans la ventricule, autour de l'orifice, cette membrane était rugueuse et très épaisse. En outre, dans un autre point du ventricule, un peu au-dessous et à gauche de la perforation de la valvule, l'endocarde était rugueux et présentait une petite excavation ulcéreuse.

Végétations fibrineuses à la face ventriculaire des sigmoïdes aortiques. — Aorte très athéromateuse. »

Obs. XI (Von Dusch. Zeitschrift für ration. Medicin, 1851).

« Homme de 56 ans, atteint d'une pneumonie du lobe moyen et inférieur droit.

Voussure précordiale, choc cardiaque très vif.

Double souffle, systolique. Pouls petit.

Autopsie. — Foyer apoplectique du lobe inférieur du poumon droit.

Au cœur. — La valve postérieure de l'orifice aortique montre une tumeur du volume d'une noisette, tombant dans le ventricule. Elle se trouve entre les deux lames de l'endocarde valvulaire ; sur la face supérieur de la valve, petit orifice qui conduit dans l'intérieur de la poche.

Le feuillet refoulé dans le ventricule ne présente pas de perforation.

Entre les deux feuillets, concrétions fibrineuses et calcaires.

Obs. XII (Bouilly. Soc. anatom., 1872, p. 287.

Homme de 58 ans, pâle, cachectique, infiltré.

A la pointe, souffle systolique, assez râpeux, se prolongeant vers l'aisselle, rien à la base. — Battements égaux, réguliers. Pouls petit.

Autopsie. — Pas d'hypertrophie cardiaque. Cœur pâle, décoloré.

Orifice mitral ni rétréci, ni insuffisant.

Sur la face auriculaire de la valve droite de la mitrale, petite végétation verruqueuse, du volume d'une petite noisette.

Le reste de la valvule est sain : les bords ne sont ni épaissis, ni indurés, elle peut jouer librement.

Du côté de la face ventriculaire, sur le bord droit de la valvule, entre les cordages tendineux, petit orifice arrondi, admettant le bout d'un stylet mousse, qui conduit au centre de la végétation mentionnée plus haut, qui offre environ 1 cent. de hauteur, avec une base d'implantation d'environ un demi-centimètre ; à son sommet, cette végétation est déchiquetée et granuleuse, aspect dû à des dépôts de fibrine, qui recouvrent une poche plus résistante, dans laquelle on pénètre par l'orifice situé à la face ventriculaire de la valvule.

La poche anévrysmale formée par la distension de l'endocarde du bord libre, est remplie de sang.

Deux ou trois infarctures, paraissant de date ancienne, de la rate et des reins.

Cbs XIII (inédite, due à l'obligeance de notre excellent maître le Dr Duguet.

« Comme phénomènes cliniques, souffle rude au premier temps à l'aorte. Diagnostic : rétrécissement par rugosités aortiques. Pas d'insuffisance.

Autopsie. — Il n'existe, à l'orifice de l'aorte, que deux sigmoïdes. Cette disposition paraît être normale, sur ce sujet, car on ne peut trouver sur aucune des valvules existantes de trace de cicatrices, ou de vestiges d'une soudure accidentelle.

Les deux valvules sont larges et dilatées, leur base est très étalée.

L'une est antéro-droite, l'autre postérieure.

Le cœur présente une hypertrophie moyenne, rien ailleurs qu'à l'aorte.

Sur chacune des deux valvules, deux dilatations anévrysmales.

Sur la postérieure. — On trouve, sur sa face ventriculaire, deux poches l'une, pointue, absolument conique, en pain de sucre, longue d'environ 1 cent.

Sa surface est rugueuse, présentant quelques petits coagulum fibrineux. Elle n'est point perforée.

L'autre, plus volumineuse, de la dimension d'un gros pois rétrécie vers sa base d'insertion, d'où une forme en pendant d'oreilles; on n'y trouve pas non plus de perforation.

Du côté de la face aortique, deux orifices conduisant dans nos petits sacs, celui qui répond à la poche conique offre l'aspect d'une petite fente linéaire, d'environ 1 cent. parallèle au bord libre.

L'autre, arrondi, admettant le bout d'une sonde cannelée.

Ces deux ouvertures, placées toutes deux sur le grand axe de la valvule, sont distantes d'un 1/2 centimètre l'une de l'autre, et du bord libre.

Traînée athéromateuse vers la base de la valvule.

Sur l'autre valve. — Encore deux anévrysmes.

L'un, en voie de formation, n'est encore qu'une dépression pouvant loger un pois, et commençant à faire saillie du côté du ventricule.

L'autre au contraire, forme une poche de la dimension d'une noisette, elle a été rompue pendant l'examen de la pièce, des caillots fibrineux pendent par la rupture.

Du côté du vaisseau, orifice de la dimension d'une lentille, largement béant.

Plaque athéromateuse du feuillet aortique.

Cette observation est des plus intéressantes, à plusieurs points de vue : la multiplicité des lésions, leurs divers aspects, leurs différents degrés d'évolution, et surtout l'absence congénitale d'une des valves, détail important sur lequel nous reviendrons.

Dans les deux cas ci-dessous, la poche offrait une disposition très rare.

Obs. XIV (Berliner klinische Wochenschrift, 1872, p. 217).

Güterbock jeune présente à la Société médicale de Berlin les pièces d'une femme de 37 ans, qui présentait sur une des valvules aortiques un anévrysme *à sacs multiples*, *à plusieurs divecticules*, adhérents aux parois du cœur, produisant un rétrécissement du conus artériosus.

Elle avait présenté dans les dernières années de sa vie les signes d'un rétrécissement et d'une insuffisance aortiques.

Obs. XV. (Ecker, Heidelberg. med. Ann., 1842).

A la face supérieure de la mitrale, sac irrégulièrement arrondi, qui commençait à 3 millimètres du bord libre de la valvule, profond de 6 millimètres et d'un diamètre de 9 millimètres plus étroit à sa base qu'à l'extrémité libre, et là, au sommet, *deux petites dilatations*.

L'endocarde le tapissait, sans ouverture.

Par la face ventriculaire, orifice rond, par lequel on pénètre dans la poche, vide, sauf quelques petites concrétions fibrineuses. »

Dans l'observation suivante, la disposition classique ne se retrouve pas (c'est la seule de ce genre); aussi, le diagnostic anatomique en fut-il très troublé.

Obs. XVI (Bullet. Soc. anat., 1878, p. 151).

M. G. Marchant, interne des hôpitaux, présente une pièce provenant du service de M. Brouardel.

Sur la face *auriculaire* de la mitrale, ulcération irrégulière, à fond granuleux, anfractueux, de la dimension d'une piece de vingt centimes ; à la section de la valvule, partie centrale, noirâtre, formée de plusieurs couches lamelliformes, à teintes différentes, et devenant blanches à la périphérie.

Enucléant cette partie centrale, on a une cavité irrégulière, à *base auriculaire*, *à sommet ventriculaire*, s'insinuant entre les cordages des piliers; elle offre la dimension d'un gros pois.

Les parois sont épaissies, et toute la valvule donne une dureté calcaire.

Le contenu semble formé par de la fibrine ; par places, il y a une induration calcaire.

Est-ce un abcès déterminé par la présence d'une plaque athéromateuse et ayant donné lieu à une cavité qui est revenue sur elle-même emprisonnant de la fibrine?

La forme, le contenu, la disposition en entonnoir font pencher vers l'anévrysme valvulaire, mais dont l'orifice est tourné vers la face auriculaire, disposition inverse de la règle.

Nous venons de voir notre poche anévrysmale intacte; mais, sous l'influence d'une distension progressive, et du choc du sang, le feuillet endocardique se perfore. Et nous trouvons encore ici une variété infinie dans l'aspect et les dimensions de ces ouvertures du sommet du sac. Tantôt c'est une simple fente qui demande une certaine attention pour être découverte. Tantôt, au contraire, il existe une large perforation; parfois, l'orifice est en cratère; d'autres fois, le sommet du sac est percé de plusieurs orifices en arrosoir.

Dans quelques cas, on a observé une disposition dans laquelle la rupture se serait faite vers la base d'insertion de la poche, de sorte que celle-ci donne l'aspect d'un couvercle s'appliquant sur la perforation valvulaire.

Obs. XVII (Mayet. Lyon médical 1872, p. 91).

Sur la valve droite de la mitrale, du côté du ventricule, vers la base de la valvule, près de son insertion à la zone fibreuse, orifice régulier de 3 à 4 millimètres de diamètre. Le feuillet ventriculaire de l'endocarde est perforé comme à l'emporte-pièce.

Du côté de l'oreillette, poche formée aux dépens du feuillet auriculaire de l'endocarde petit mamelon bosselé, gros comme une petite noisette, allongé, au sommet duquel se trouve un *autre orifice, à bords amincis*, formé par l'endocarde éraillé et distendu jusqu'à rupture.

Obs. XVIII (Sidney Coupland. Transact. of Pathol. Society, t. XXVII, p. 73).

« Sur la face supérieure de la valve mitrale antérieure, une masse végétante fait saillie. En l'examinant avec soin, on voit qu'elle est formée par un anévrysme de la valve mitrale, constitué par une poche recouverte par la mince membrane qui forme la suface auriculaire de la valve.

La poche est renflée en plusieurs expansions, et du volume d'une noix. Son extrémité supérieure est *perforée de deux ouvertures assez considérables*, d'où sortent quelques lambeaux de fibrine décolorée.

Obs XIX (Atlas d'anat. pathol. Observ. 147. Lancereaux).

Sur la face auriculaire de la mitrale, deux renflements conoïdes, couverts de saillies mamelonnées, dont l'un, plus petit *est criblé de trous*, tandis que l'autre est *simplement perforé à son sommet*, en forme de *cratère.*

PERFORATION.

Lorsque la lésion marche lentement, progressivement, on rencontre sur le sac ces éraillures, ces fissures linéaires, dues à la distension excessive de l'endocarde. Mais lorsque l'altération suit une évolution rapide, aiguë, on a le plus souvent une large perforation de la valvule.

Cette perforation secondaire peut avoir des dimensions aussi étendues que la première; elle est entourée de petites masses en forme de bourgeons qui, si on les examine avec soin, montrent les débris de la poche qui formait l'anévrysme.

Mais, dans beaucoup de cas, leur présence constitue justement une cause d'erreur. En effet si, parfois, on peut y retrouver les lambeaux du sac anévrysmal, comme dans le cas que nous avons observé, et que nous analysons plus loin, il arrive aussi que leur aspect est tellement modifié que l'on soit embarrassé pour savoir à quelle nature de lésions on a affaire. Rarement, ils persistent intacts, ou assez membraneux, si l'on peut ainsi parler, pour qu'on reconnaisse leur véritable caractère. Ce ne sont d'ordinaire que de petits bourgeons recroquevillés autour de la perte de substance, et la lésion peut être rattachée à un autre mécanisme.

Nous avons vu, en étudiant les divers modes de disparition de l'endocarde valvulaire, qu'elle pouvait être la conséquence de l'ouverture d'un foyer de suppuration, dont le point de départ serait la lame du tissu cellulaire contenu entre les deux replis endocardiques. Mais, nous plaçant au point de vue seul de la formation de l'anévrysme, nous n'avions considéré que le cas où le foyer se faisait jour par la perforation d'une de ces lames. S'il s'ouvre, au contraire, à la fois des deux côtés, il forme une vaste perforation totale.

C'est alors dans ces cas qu'il est difficile de déterminer s'il y a là une perforation consécutive à un anévrysme rompu. D'autant que les perforations par abcès sont entourées de végétations et de petites concrétions fibrineuses qui offrent une grande ressemblance avec les débris du sac.

Obs. XX (Bullet. Soc. anat., 1867, p. 75, par Lefeuvre, interne des hôpitaux). — Perforation d'une sigmoïde de l'aorte.

Femme de 20 ans. Rhumatisme puerpéral. Phénomènes typhoïdes.

Autopsie. — La valvule postérieure aortique présente dans toute sa moitié gauche, sur sa face externe de nombreuses végétations.

La valvule gauche est plus altérée : elle est trouée à son centre par une large perforation, des bords de laquelle partent des végétations remarquables par leur longueur et leur épaisseur, qui flottent dans l'orifice artériel : elles sont irrégulières, arrondies, en forme de crête de coq, l'une d'elles est creusée dans son intérieur et se laisse pénétrer par un stylet. Leur couleur est jaunâtre, et leur consistance assez ferme.

En outre, poche anévrysmatique, s'ouvrant dans le sinus qui correspond à la valvule, et occupant l'espace triangulaire qui sépare les deux oreillettes en arrière, de l'aorte en avant. Elle proémine dans l'oreillette gauche sous forme d'une grosse pustule jaunâtre, sur le point de se rompre juste au-dessus de la mitrale. Infarctus de la rate et des reins.

Obs. XXI (Bulletin de la Soc. anat. 1874, p. 376). — Perforation d'une valvule aortique, par Darolles).

Homme de 41 ans. Dans le cours d'une pneumonie aiguë du sommet droit, on voit se développer une endocardite. se traduisant par un souffle à la base et au second temps — très rude.

Autopsie. — Coloration rouge intense du ventricule gauche. Cœur flasque, volume normal.

Noyaux athéromateux calcifiés de l'aorte.

Sur la valvule postérieure de l'orifice de l'aorte, perforation complète, limitée par une couronne de petites végétations, grosses comme un grain de millet, et de couleur gris sale.

Rien ailleurs. Pas d'infarctus.

DIAGNOSTIC ANATOMIQUE.

Le diagnostic de la lésion n'est pas seulement difficile quand on se trouve en présence d'une perforation. Même quand existe la disposition sacciforme, intacte et classique, comme dans les cas que nous reproduisons ici, le caractère vrai de la lésion peut passer inaperçu.

Les altérations endocardiques, avec lesquelles la confusion est le plus facile, sont les *végétations* qui, du reste, nous l'avons vu, coexistent souvent avec l'anévrysme valvulaire.

De même, les *caillots sanguins* affectant une certaine forme, peuvent également donner lieu à une erreur.

Obs. XXII (Traité clinique des maladies du cœur. Bouillaud, t. II, p 33).

Pas d'observation clinique.

Sur la face ventriculaire d'une des valvules aortiques, masse fibrineuse, grenue, comme un nid d'hirondelles, friable, d'un blanc grisâtre, du volume d'une noisette.

Au-dessous de cette masse, la valvule offrait une déchirure transversale, à bords irréguliers et frangés.

Les valvules gauches étaient toutes épaissies et parcheminées. »

Obs. XXIII (Ibidem).

Homme de 37 ans. Atteint de douleurs rhumatismales.

Au cœur, double bruit de souffle de la pointe à la base, et, au premier temps, une sorte de bourdonnement rappelant le bruit que fait une grosse mouche volant.

Autopsie. — L'orifice aortique est en partie oblitéré par une tumeur développée sur la face ventriculaire de l'une des valvules sigmoïdes.

Elle a le volume d'une grosse noisette.

Elle présente à sa surface deux crevasses transversales profondes, qui communiquent avec une cavité dont elle est creusée, et, par l'intermédiaire de cette cavité, avec le sinus aortique correspondant. L'ouverture qui établit cette communication a 5 millim. de diamètre et occcupe le centre de la valvule.

La tumeur est formée d'une substance grisâtre, un peu rougeâtre dans quelques points, friable : elle est manifestement constituée par de la fibrine sèche, à demi organisée.

C'est un caillot déjà ancien, sollicité par l'inflammation valvulaire. Sur sa face aortique, et vers l'un de ses angles, la valvule malade présente, le long de son bord adhérent, une très petite concrétion fibrineuse analogue à celles qui constituent la tumeur. Examinée avec soin, cette valvule laisse voir deux perforations : l'une, à sa partie moyenne arrondie, et qui a été signalée plus haut; l'autre, située du côté du ventricule, où l'on trouve une petite cavité oblongue, pouvant contenir un haricot; celle-ci creusée dans le tissu musculaire, s'ouvre dans le ventricule par une fente oblongue de 7 millim. de longueur sur 4 de large, et bordée d'une rougeur légère.

Cette fente est placée à gauche de la valvule, à sa droite, existe une tache ronge de 7 millim. de diamètre, au centre de laquelle on remarque une petite ulcération arrondie, pouvant loger une petite tête d'épingle.

Il est évident que ce caillot ancien n'est autre qu'un anévrysme valvulaire. Son siège, sa forme, l'orifice de la face aortique, les crevasses qui occupent son sommet, la cavité centrale qui l'occupe, le contenu fibrineux, tous ces signes s'accordent pour constituer la lésion classique.

Le cas suivant est moins net, mais ne laisse cependant pas de doute.

Obs. XXIV (Ibidem, observ. 80).

Dans le ventricule gauche, adhérent à deux des valvules de l'aorte, caillot inégal, grenu à sa surface, à l'instar d'un calcul mural.

Détachée des valvules auxquelles elle adhère, et pressée entre les doigts, cette masse s'est écrasée comme une sorte de matière athéromateuse. Une partie de cette concrétion, friable et granuleuse, est restée, après ablation, adhérente à la surface des valvules aortiques indiquées.

Celles-ci, examinées avec soin, sont comme déchirées à leur bord libre, et, en outre, à leur insertion, on trouve une perforation qui va dans l'oreillette gauche; elle admet le bout du petit doigt et offre une circonférence frangée. Elle était obstruée par une masse grenue, fibrineuse, analogue à celle décrite plus haut, et offrait le volume d'une amande. »

Obs. XXV (Transact. of Pathol. Society, 1850, p. 78. Prescott. Hervett).

« La lame antérieure de la mitrale, vers le centre, présentait sur sa surface ventriculaire, une ouverture de la largeur d'un pois, ayant des bords parfaitement arrondis. Elle conduisait dans une cavité qui paraissait au premier abord, être une petite poche anévrysmale faisant saillie du côté de l'oreillette. Cependant, en l'examinant avec plus d'attention, on trouva que cette apparence était produite par un caillot, adhérent aux bords de la perforation valvulaire et dont le centre était occupé dans presque toute sa longueur par une petite cavité. Un côté de ce caillot se détachait facilement de l'ouverture et en rendait la nature évidente.

Certains signes peuvent aider au diagnostic.

Tout d'abord l'adhérence de productions inflammatoires surajoutées en quelque sorte au tissu de la valvule est bien moindre, et leur mode d'implantation bien différent de celui d'une poche valvulaire, qui fait corps avec la valvule elle-même.

Ensuite, un examen attentif de la face valvulaire, opposée à celle où siège la tumeur, amènera, dans le cas d'anévrysme, la découverte d'une ulcération ou d'une perforation, conduisant dans la petite masse ampullaire. Mais le signe le plus utile et le plus important, c'est la présence d'une cavité centrale. Nous retrouvons dans toutes nos observations ce canal qui persiste au centre de la poche, même lorsqu'elle est remplie de caillots fibrineux. Lorsqu'on peut ainsi pénétrer dans toute l'étendue de la poche, avec un stylet, le diagnostic est assuré, ce caractère ne pouvant se retrouver ni sur une végétation, ni sur un caillot sanguin.

D'autres affections, plus rares, peuvent simuler une poche anévrysmale.

Certaines formes de *cancer végétant, localisé aux valvules*, pourraient faire croire à des productions sacciformes d'une autre origine. Pelvet nous donne la relation d'un cas de ce genre, très intéressant.

Parfois, enfin, on aura à faire le diagnostic avec des productions extrêmement rares du tissu cardiaque. En 1872, M. Curtis observait une petite tumeur implantée sur la mitrale, et qui, à l'examen microscopique, se trouva être un myxome (Arch. de Physiol., 1872).

En 1873, M. Debove présentait à la Société anatomique une tumeur analogue, développée sur le tricuspide.

Mais il ne faut pas raisonner dans l'hypothèse de semblables raretés; le plus souvent, ce sont des caillots ou des végétations qui nous causeront l'embarras. Nous avons vus à l'aide de quels signes on peut arriver à un diagnostic exact.

COMPLICATIONS.

Dans quelques cas, l'anévrysme ne limite pas ses ravages à la valvule qui lui a donné naissance. Du foyer valvulaire, le sang s'infiltre entre les lames des valvules, d'abord, puis les décolle, et arrive ainsi à leur base d'insertion. Mais il ne s'arrête pas là, et nous montrons, dans les quelques observations qui suivent, les trajets variables que peuvent parcourir ces fusées.

Elles sont ordinairement facilitées par la production d'altérations concomitantes de l'endocarde et du myocarde lui-même, participant à la maladie primitive. Parfois même, au lieu d'être simplement du sang, ce sont de véritables traînées inflammatoires qui, partant du point primitivement lésé, décrivent ces trajets dans l'épaisseur des parois cardiaques.

Le plus souvent, elles décollent simplement l'endocarde, et fusent ainsi jusqu'à la base d'insertion d'une valvule voisine, soit du même orifice, soit d'un orifice valvulaire voisin. La valvule ainsi envahie est dédoublée de sa base à son bord libre, et peut devenir elle-même le siège d'un nouvel anévrysme.

Obs. XXVI (Lambl. Prag., 1860. Medic. Jahrbücher, 1878).

Sur une des valvules sigmoïdes aortiques, bourgeon conduisant par des sinuosités nombreuses à la face interne de la mitrale. Les deux feuillets de celle-ci sont écartés, de sorte que le feuillet regardant l'oreillette forme des dilatations; tandis que la lamelle ventriculaire forme un certain nombre de diverticules sacciformes, sur lesquels s'insèrent les muscles papillaires. »

Obs. XXVII (Thèse de Pelvet. Paris, 1867, p. 41. Communiquée par Leroy, interne des hôpitaux;.

Femme de 32 ans. Palpitations, dyspnée, souffle très marqué au second temps et à la base.

Autopsie.—Valvules aortiques altérées sur leur face ventriculaire, et, sur deux d'entre elles, végétations verruqueuses.

La troisième, voisine de l'orifice auriculo-ventriculaire gauche, est perforée irrégulièrement, à son union avec la paroi aortique, la perforation a 3 millim. de largeur, les bords sont granuleux et toute sa face inférieure est garnie de végétations.

D'autre part, à quelques millimètres au-dessous de la valvule aortique, se trouve un orifice de 4 millim. de diamètre, très irrégulier, dont les bords sont chargés de petites végétations; il conduit dans une cavité d'où s'écoule un liquide purulent, la cavité pourrait loger une noisette, elle est en partie comblée par des concrétions fibrineuses très adhérentes aux parois. Elle communique en haut avec la perforation observée sur la valve aortique.

En bas, elle descend dans l'épaisseur de la lame antérieure de la mitrale. En outre, sur la face auriculaire de celle-ci, à 8 millim. au-dessus de l'entrecroisement des tendons, saillie verruqueuse qui, par points, n'est plus recouverte par le feuillet séreux. Elle a 1 cent. carré d'étendue et dépasse de 6 millim. la surface valvulaire.

Dans l'humérale gauche, et les deux iliaques, caillots emboliques.

Infarctus de la rate et du foie.

En résumé, anévrysme développé dans l'épaisseur de la mitrale dont il a écarté les deux lames, pour se creuser un prolongement et s'ouvrir dans la valve sigmoïde postérieure.

Il est parfois difficile de déterminer si c'est dans la paroi ou sur la valvule que la lésion a pris naissance, témoin le fait suivant :

Obs. XXVIII (Communiqué à la Société médicale des hôpitaux, juillet 1878. par notre excellent maître M. Féréol).

Cas d'anévrysme aigu du cœur, consistant en une masse végétante, du volume d'une noix, paraissant formée par des couches de fibrine, feuilletées, superposées les unes aux autres, analogues aux dépôts stratifiés des sacs anévrysmaux.

L'extrémité libre de cette masse végétante se termine par une sorte de houppe, formée de radicules implantées les unes sur les autres, et d'autant plus minces qu'elles sont plus élevées.

Elle obture presque complètement l'orifice aortique.

La valvule sigmoïde droite n'est plus représentée que par une languette dont le bord inférieur est inégalement frangé et déchiqueté, son fond est complètement détruit.

La sigmoïde gauche présente près de son insertion postérieure deux petites pertes de substance, et, sur le fond du sinus, une petite plaque linéaire jaunâtre, faisant une légère saillie (athérôme); on constate sur une section de ce gros bourgeon polypiforme est creux à l'intérieur et contient une petite cavité triangulaire remplie de sang altéré. Il est difficile de dire si ce gros bourgeon végétant n'est pas en partie formé par le fond de la valvule considérablement épaissi et recouvert de stratifications fibrineuses et végétantes.

Sa base s'insère sur la cloison interventriculaire au-dessous de la valve sygmoïde droite. »

Mais des lésions plus étendues peuvent se produire : au lieu de cheminer entre l'endocarde et le tissu cardiaque, le sang peut se frayer une voie à travers le myocarde, traverser la cloison interauriculaire ou ventriculaire, et arriver ainsi sous l'endocarde du cœur voisin.

Obs. XXIX (Caubet. Thèse sur les affections ulcéreuses du cœur, 1872).

Homme de 23 ans, rhumatisant : rhumatisme subaigu. Phénomènes typhoïdes.

Bruit de souffle doux au premier temps, à la pointe.

A la base, souffle au deuxième temps.

Autopsie. — Mitrale rugueuse et épaissie. — Etat polypeux des valvules de l'aorte. — Au niveau de la sigmoïde, et, au-dessous d'elle, surface végétante, anfractueuse, mesurant 3 c. de large sur 2 de haut. Elle présente, au niveau même de la valvule, une large dépression bordée de végétations blanches et molles. La sigmoïde est détruite dans toute sa portion adhérente. La surface ulcérée s'étend jusqu'à la mitrale, et forme une cavité anfractueuse qui se prolonge jusqu'au bord adhérent de la mitrale, dédoublée en ce point.

D'autre part, elle se prolonge en cavité libre dont le fond correspond à la cloison interventriculaire : il forme même une saillie mamelonnée dans le ventricule droit, près du bord adhérent de la tricuspide. Ainsi, anévrysme ayant débuté par la valvule sigmoïde, et s'étendant, dans la paroi interventriculaire, jusqu'au ventricule droit, dont il soulève l'endocarde, et jusqu'à la mitrale, qu'il dédouble au niveau de son bord adhérent.

Souvent l'endocarde, ainsi soulevé, est bientôt perforé, et alors se trouve établie une communication, soit entre les deux cavités d'un même cœur, ou entre les deux cœurs voisins.

OBS. XXX (Homolle. Bullet. Soc. anat., 1873, 841).

Enfant de 5 ans, mort de méningite cérébro-spinale avec endocardite.

Comme signes cardiaques : soufle systolique, râpeux, prédominant à la base. Frémissement cataire peu accusé, qui augmente dans les derniers jours en même temps que le premier bruit de la pointe redevenait normal et que celui de la base restait soufflant, avec un dédoublement, sans souffle, du second bruit.

Autopsie. — A l'aorte, on ne trouve que deux valvules à tissu épaissi, rigide, froncé, ridé et opaque en quelques points.

Au fond du cul-de-sac fourni par la plus grande des deux valvules, dépression remplie par un caillot mou, et conduisant dans trois directions :

a) Dans l'épaisseur de la paroi du ventricule droit, où existe un petit foyer sanguin diffus;

b) Dans la cavité du ventricule gauche par un orifice ouvert au-dessous de l'insertion de la grande valvule;

c) Enfin dans la cavité du ventricule droit, par un orifice de 4 à 5 millimètres.

Lésions dues évidemment à un anévrysme valvulaire rompu, avec endomyocardite de la cloison interventriculaire contiguë.

OBS. XXXI (Dianoux. Bullet. Soc. anat., 1874, p. 199).

Femme de 24 ans. Pas de rhumatisme.

Oppression. Douleur précordiale. Frémissement interne, véritable thrill. A la base, se propageant dans l'aorte, mais aussi dans le ventricule droit, bruit de va et vient à redoublement systolique. Maximum à la base, mais souffle très intense au niveau du cœur droit, dans toute la partie droite du sternum.

Pouls régulier. Au tracé, légère insuffisance aortique.

Le bruit du cœur est comparé au murmure artérioso-veineux.

Autopsie. — Cœur un peu augmenté de volume.

Valvule postérieure de l'aorte saine dans son tiers supérieur.

Dans le reste de son étendue, saillie convexe, tournée vers la cavité ventriculaire, recouverte de végétations : elle s'étend sur la cloison interventriculaire.

Au point de jonction des valvules postérieure et droite, orifice arrondi de 3 millimètres de diamètre, par lequel le stylet pénètre dans les culs-de-sac de ces deux valvules. Le fond du cul-de-sac de la valvule postérieure est transformé en une ouverture elliptique, par où le regard pénètre dans une cavité anfractueuse, du volume d'une noix et fourni aux dépens du dédoublement de la cloison interventriculaire.

La paroi qui correspond au ventricule droit présente une ouverture, admettant le petit doigt, arrondie, à bords déchiquetés et rebroussés vers la cavité du ventricule. Cette perforation est située sur la partie supérieure de l'éperon qui sépare la région pulmonaire de la région auriculaire du cœur droit. Par là, large communication entre la cavité aortique et celle du ventricule.

En outre, en soulevant la valve de la tricuspide située en arrière de l'orifice anormal, on voit un mamelon rougeâtre, recouvert de végétations, saillant dans la cavité ventriculaire, immédiatement au-dessous de la tricuspide. Il correspond à un autre diverticulum de la cavité anévrysmale et paraît sur le point de se rompre.

Le cas suivant nous présente une disposition assez rare :

Obs. XXXII (Weiss. Berliner klin. Wochenschrift, 1880, n° 33).

Homme de 28 ans, atteint de pneumonie gauche, dont il guérit.

Bruit systolique à la pointe et à l'aorte, diminuant vers l'orifice pulmonaire.

Autopsie. — Cœur un peu gras.

Endocardite ulcéreuse avec végétation sur la valve droite et supérieure. Perforation de la valvule postérieure, de la dimension d'un haricot. Sous cette valvule, anévrysme subvalvulaire, qui perfore l'oreillette droite, au-dessus de l'insertion de la tricuspide.

Ainsi, communication du ventricule gauche et de l'oreillette droite.

Petits infarctus de la rate et des reins.

Lorsque le sang, s'étant ainsi frayé une voie à travers le tissu cardiaque et l'endocarde des cavités voisines, arrive en face d'une valvule ; il peut attaquer celle-ci, la dédoubler par ses chocs répétés au niveau de sa base d'insertion, et produire ainsi un second anévrysme valvulaire sur une valvule d'un autre cœur que celui où siégeait la lésion primitive.

Obs. XXXIII (Mader. Medicin. Jahrhbücher, 1878, p. 240).

Homme de 26 ans. Double souffle : le diastolique très fort.

Autopsie. — Valve postérieure aortique perforée, communiquant avec une dilatation de la partie membraneuse du septum ;

Cette dilatation, faisant saillie du côté droit, forme un petit sac de la grosseur d'une cerise, qui s'ouvre dans le ventricule droit au niveau dlensertion de la tricuspide.

Celle-ci présente une poche de la dimension d'un petit pois, et deux autres plus petites, dont les orifices sont séparés par un petit pont.

Un autre accident que nous voyons souvent survenir dans le cours d'un anévrysme valvulaire, ce sont les *embolies*.

Signalées dès les premiers travaux sur la forme ulcéreuse de l'endocardite, ces embolies furent considérées comme la cause des allures septiques que revêtait l'affection.

Dans les cas particuliers qui se rattachent à notre sujet, nous retrouvons ces transports de matériaux désagrégés dans un grand nombre d'observations. Ces embolies diffèrent un peu de celles qu'on observe dans l'endocardite ulcéreuse, simple; la lésion n'amenant pas une destruction aussi rapide et aussi étendue de la vulve, nous n'aurons pas ici d'embolie de tout un fragment valvulaire, comme cela s'observe dans quelques cas. Les produits lancés dans la circulation sont des particules des tissus superficiels des valvules; aussi les embolies viscérales capillaires seront les plu fréquentes.

Obs. XXXIV (Lanceraux. Atlas d'anat. pathol., observat. 91, p. 124).

Homme atteint autrefois de fièvres intermittentes et de rhumatisme. Frissons, flèvre intense, dispnée, teinte jaune.

Phénomènes adynamiques. Langue sèche, fendillée.

Chaleur et sécheresse de la peau. Douleur et tuméfaction des poignets et des genoux.

Souffle cardiaque incertain.

Grisolle diagnostique une infection purulente.

Mort le jour même dans le coma et subdelirium.

Autopsie. — Cœur augmenté de volume.

Sur deux des valvules aortiques et la mitrale du côté de la surface ventriculaire, petits appendices auriculaires, sortes de petites poches en doit de gant, disposés perpendiculairement à l'axe de ces orifices.

Ceux de ces anévrysmes qui siègent aux valvules aortiques se trouvent perforés, et un coagulum fibrineux remplit en partie une excavation de plusieurs centimètres qui existe à la base de l'anévrysme mitral.

Des saillies analogues se retrouvent sur une partie de la valvule mitrale non affectée d'anévrysme.

Rate. — Doublée de volume, tombe en bouillie à la moindre

pression. Vers sa partie moyenne, on voit à sa surface deux foyers jaunâtres un peu déprimés à leur centre, et circonscrits par un tissu ferme et violacé : ils s'enfoncent dans le parenchyme splénique en forme de coins dans une étendue de plusieurs centimètres.

Mais, en revanche, à côté de ces fines embolies périphériques, l'anévrysme valvulaire donne quelquefois lieu à des embolies d'un volume considérable, qui suspendent la circulation dans les grosses artères du tronc ou des membres ; c'est ainsi que nous observons des oblitérations des humérales, des sylviennes, des cérébrales antérieures, et des iliaques externes. Des embolies aussi volumineuses sont rarement produites par l'endocardite ulcéreuse. Peut-être faut-il les expliquer, dans l'anévrysme, par la présence des caillots fibrineux du sac, qui seraient lancés dans la circulation au moment de sa rupture.

Obs. XXXV (inédite, personnelle).

Le nommé H... (Joseph), âgé de 34 ans, cordonnier, entre le 24 juillet 1880, dans le service du docteur Féréol, à l'hôpital Beaujon (salle Saint-Jean, 27).

Antécédents négatifs : pas de rhumatisme, pas d'impaludisme.

Père mort phthisique, ainsi qu'une de ses sœurs. Il y a six ans, au moment d'une grande fatigue, le malade aurait « vomi une cuvette de sang » : puis aurait été complètement remis au bout de ce temps.

Le début des accidents actuels remonte à un mois. En rentrant le soir, très fatigué d'une longue course, il ressentit une courbature générale, et le lendemain, une douleur apparaissait à la cheville droite, le pied était rouge, enflé : le malade fut obligé de prendre le lit.

Il survint des vomissements : du côté du thorax, il éprouvait un peu d'oppression : il y avait dans ses crachats quelques filets de sang.

A l'entrée. — Quoique d'apparence assez vigoureuse, le malade est pâle, essoufflé : c'est là le phénomène le plus saillant, c'est un peu de dyspnée.

A la poitrine, on entend un foyer de râles humides au niveau de la racine des branches, du côté droit. Pas de pneumonie, pas d'épanchement. La douleur du pied a disparu.

Au cœur. Souffle systolique intense, à maximum à la pointe.

Impulsion cardiaque très vive. Pouls assez petit, régulier. Rien à la base. P. 90. T. à. 38° 2.

Proportion notable d'albumine aux urines. Todd. Digitale.

Le diagnostic est : Endocardite rhumatismale, à forme grave.

La maladie reste stationnaire pendant cinq à six jours, sans aucun phénomène nouveau que des frissons répétés dans la soirée.

L'état du cœur reste le même.

28 juillet. Encore des crachats sanglants.

Apparition de signes importants du côté de la jambe droite ; à partir du genou, existe une insensibilité presque absolue : le membre est pâle, froid et le siège d'un léger œdème. La peau n'offre, en dehors de sa pâleur, aucun autre caractère; pas de purpura, pas de développement veineux, pas de taches livides.

Les battements de la pédieuse se retrouvent, mais très affaiblis ; au pli de l'aine, une douleur à la pression, au niveau de l'artère; on ne perçoit plus de battements au-dessous du triangle de Scarpa ; au niveau même de l'artère, battement bien plus faible que de l'autre côté. A la poitrine, tout le long de la colonne vertébrale, et s'étendant à droite en suivant la base de la poitrine, souffle doux, à double courant, particulièrement marqué à la partie moyenne de la région dorsale. A la région précordiale, le souffle s'entend toujours dans une grande étendue, descendant jusqu'à l'épigastre, et remontant jusqu'à la base du cou.

Le foie est volumineux, douloureux à la pression.

La dyspnée est très vive, la paleur extrême.

Le soir, le sang reparaît dans les crachats, l'hémoptysie s'accentue et le malade rend le quart d'un crachoir.

La dyspnée a encore augmenté ; sueurs froides.

Le rapprochement de ce souffle à double courant tout le long de la colonne vertébrale, de cette embolie crurale, et des hémoptysies, fait songer un instant à un anévrysme de l'aorte thoracique.

Le 29. Pâleur moins marquée, réaction générale meilleure, pouls plus tenu.

Toujours souffle râpeux à maximum à la pointe. Pas de modification de la matité précordiale.

A la jambe, toujours même état : battements de la pédieuse disparus, ainsi que de la poplitée.

Le souffle dorsal s'entend jusqu'au sacrum.

Dans le même point du sommet droit, en arrière, foyer de râles humides, matité. Sonorité de la partie moyenne du poumon, matité à la base, avec diminution des vibrations et nuances d'égophonie.

Le 30. La sensibilité paraît revenue en partie, ainsi que la chaleur, au niveau du membre droit; cependant, différence encore considérable avec le côté sain : jambe droite, 34,8 ; pied droit, 34,2.
jambe gauche, 35,1 ; pied gauche, 35,2.

Les battements de la pédieuse ne sont toujours pas perçus.

A la poitrine. Diminution de sonorité, respiration obscure et résonnance de la voix sous la clavicule droite.

Le 1er août. Toujours face pâle.

En arrière, au sommet : râles humides, craquements.

A la cuisse : toujours douleur de l'aine, et sensation de caillot.

Le 3. Le malade se plaint de douleurs dans la jambe gauche, on ne trouve pas d'insensibilité, pas d'œdème, pas de signes du côté de l'aine, les battements de la pédieuse sont conservés.

Le 4. Aggravation très marquée. Epistaxis d'une demi-cuvette. Œdème de la face et des paupières. Etat syncopal. Subdelirium.

La dyspnée s'accroît et le malade meurt tranquillement par asphyxie croissante.

Autopsie. L'aorte, examinée avec le plus grand soin, ne présente aucune trace d'anévrysme, elle est seulement occupée par un long caillot qui pénètre dans le ventricule gauche, et se termine dans la fémorale droite qu'il oblitère complètement. C'est la présence de ce caillot occupant toute la hauteur de l'aorte qui donnait lieu au bruit de souffle entendu pendant la vie, tout le long de la colonne vertébrale.

Le caillot qui obture la fémorale est fibrineux, ancien, car, au centre, on distingue un commencement de régression puriforme.

Il offre une longueur de 3 à 4 centimètres et s'arrête assez loin de l'origine de la fémorale profonde.

Au-dessus de lui, commence le long caillot qui oblitère, mais pas complètement l'iliaque externe.

Du côté gauche, on trouve également un caillot dans l'iliaque externe et la fémorale.

Au cœur. L'extrémité du caillot est enchevêtrée dans les cordages du cœur gauche.

Les valvules aortiques sont rouges, leurs bords sont végétants, friables; sur la postérieure, bord libre ulcéré, tomenteux.

Entre l'orifice aortique et la mitrale, petite plaque ulcéreuse de l'endocarde de la largeur d'un gros pois.

Sur la valve aortique de la mitrale, on trouve sur la face ventriculaire une perforation à bords tuméfiés, irréguliers, déchiquetés, siégeant à 4, à 5 millim. du bord libre. Le reste de la valvule vers sa base est induré et épaissi. La perforation peut admettre une sonde cannelée. Si on pousse une sonde à travers elle, on voit qu'elle traverse sans effort l'épaisseur de la valvule et apparaît dans la cavité auriculaire. Examinée de ce côté, la valvule nous offre en effet une seconde perforation plus étroite que la précédente, communiquant avec elle par le trajet que traverse la sonde; tout autour d'elle existe une couronne de petits bourgeons remarquables; et, lorsqu'on les étire avec soin, on peut, en quelque sorte, les dérouler, et retrouver nettement l'aspect membraneux des parois d'une poche.

Nous nous trouvons donc en présence d'un sac anévrysmal rompu.

Poumons. Tubercules ramollis. Commencement d'excavation au sommet droit.

Pleurésie à coque épaisse du même côté.

Foie gros, un peu gras. — *Rein* gros, pâle, pas amyloïde.

Pas d'infarctus viscéraux.

En résumé : Anévrysme valvulaire rompu, embolie des fémorales.

Dans les deux cas suivants, nous retrouvons encore des embolies d'artères d'un certain volume.

Obs. XXXVI (Wickam Legg. St-Barthol. Hosp. reports, 1875, p, 78).

Homme de 22 ans, pâle, anémique.

Double murmure à la base, à la pointe, murmure systolique avec thrill. Puis surviennent de la douleur à la pression du pli du coude avec œdème de la main droite, et taches livides de l'avant-bras. On sent le pouls au coude, mais pas au poignet.

Le malade meurt avec une hémiplégie droite, de l'aphasie.

Autopsie. En ouvrant l'oreillette gauche, on voit un corps du volume d'une grosse bille qui fait saillie sur la valve mitrale. Il tient à la valve, il a un revêtement lisse et poli, continu avec l'endocarde, excepté au point le plus saillant, d'où pendent des caillots.

La face ventriculaire de la grande valve est couverte de végétations, et, au milieu d'elles, on trouve un petit orifice qui conduit dans le corps déjà décrit. Cet orifice est du volume d'une lentille, à bords déchiquetés.

Dans la carotide interne gauche, avant sa division, caillot paraissant assez ancien. Grande partie du lobe gauche en pulpe diffluente.

Dans l'artère brachiale droite, tuméfaction nodulaire au-dessus du coude, et, à ce niveau, caillot diffluent embolique.

Dans le rein gauche, infarctus du volume d'une noix.

Dans la rate, deux infarctus, l'un comme une petite pomme; l'autre comme une noix, à contenu diffluent, puriforme. »

Obs. XXXVII (Rémy. Bullet. Soc. anat., 1876, p. 418).

Homme de 19 ans. Mort avec des phénomènes d'hémiplégie gauche, attribués à un ramollissement cérébral embolique.

Au cœur, il y avait un souffle rude, au premier temps, à maximum à la base. Pouls régulier, vibrant.

Autopsie. Il n'existe que deux valvules aortiques, une droite et une gauche. La droite est épaissie, et offre des végétations verruqueuses. La gauche est formée par l'union des deux autres.

Elle présente à sa face inférieure une végétation polypeuse, mollasse, ayant l'aspect et la grosseur d'une framboise.

La valvule est perforée par sa face supérieure sur un diamètre de

2 millim., et cette perforation conduit dans l'intérieur de la végétation qui est rompue à son fond. Il existe donc un véritable anévrysme valvulaire rompu.

Au niveau de la bifurcation de la sylvienne et de la cérébrale antérieure, à cheval sur elle, caillot fibrineux, dur. Toutes les ramifications de ces deux branches, jusqu'à la communicante antérieure, sont remplies d'un caillot mou, noirâtre.

Quand les lésions occupent le cœur droit, on peut observer des embolies pulmonaires, soit du tissu lui-même, soit, plus rarement, de l'artère. (Voir obs. XXXIX.)

MARCHE

L'étude que nous avons faite du sac anévrysmal, et des diverses modifications qui peuvent y survenir nous dispensent de nous étendre sur la marche de l'affection.

On peut cependant lui reconnaître deux formes : une aiguë et une chronique.

Dans la première, réalisée surtout par l'endocardite aiguë, les lésions suivent une marche inflammatoire, rapide, en vertu de laquelle la rupture de l'anévrysme se produit très rapidement, et la perforation s'accomplit.

Dans les cas chroniques, au contraire, le sac, une fois formé, persiste plus ou moins longtemps avec ses caractères : il peut persister intact; le plus souvent, il se fait une ou plusieurs petites perforations fissuraires.

Dans quelques cas, les parois peuvent s'incruster de sels calcaires, comme dans le cas de Morand.

SIEGE, FRÉQUENCE, NOMBRE.

Si, après avoir passé en revue et recueilli dans nos observations les traits principaux de la lésion que nous avions en vue d'étudier, nous jetons un coup d'œil général sur tous ces cas, nous y trouvons certains caractères d'ensemble qu'il est intéressant de résumer.

Au point de vue d'abord du siége: nous constatons une prédilection très marquée pour les valvules du cœur gauche: c'est presque une règle générale. Cornil et Ranvier l'établissaient nettement: « L'anévrysme valvulaire n'a été jusqu'à présent observé que dans le cœur gauche, sur les sigmoïdes de l'aorte et la mitrale. » (Manuel d'histol. pathol. p. 523.) Nous trouvons cependant dans nos observations des cas d'atteinte des pulmonaires et des tricuspides.

Obs. XXXVIII (Medicin. Jahrbücher, 1878, p. 211).

Femme de 65 ans. Bruit systolique au ventricule gauche. Souffle diastolique et systolique vers le sternum, avec prolongement dans la carotide.

Autopsie. —Hypertrophie du ventricule gauche.

Sur les valvules pulmonaires, dilatations sacciformes se dirigeant vers le ventricule.

Obs. XXXIX (Thurmam. Med. chirurg. transact, 1838).

Immédiatement au-dessous de l'aorte, ouverture de la cloison pouvant admettre le pouce.

Elle communique avec une poche membraneuse, du volume d'une

noix muscade, à convexité dirigée vers le centre du ventricule droit; elle est formée ou par la portion de la valvule tricuspide qui est en rapport avec la cloison, ou par la partie membraueuse de la cloison distendue en poche, et recouverte par une partie de la tricuspide adhérente.

La partie inférieure de la poche présente deux ou trois perforations.

Il existe aussi une seconde poche formée par la dilatation de la portion antérieure de la valvule.

Enfin, en arrière de celle-ci, on en rencontre deux autres petites, ayant la même direction et le volume environ d'un petit pois.

Du reste, la localisation de l'endocardite à droite, existe, quoique rare; le professeur G. Sée en a publié un beau cas.

Obs. XL (Gazette médicale de Paris, 1879, nos 30, 31, 33, 34).

Taches athéromateuses sur l'aorte.

Lég ère érosion sur la grande valvule de la mitrale.

Rien à l'artère pulmonaire et à ses valvules.

Mais, à la triscupide, au niveau de son insertion à l'orifice auriculo-ventriculaire, saillie irrégulière, végétante, du volume d'un petit pois.

Epaississement et saillies rugueuses du bord libre.

En un autre point de la valvule, ulcération à fond grisâtre, de la largeur d'une lentille.

Et, au voisinage de l'infundibulum, perforation de 4 mm. de diamètre, à bords irréguliers et végétants.

Cette femme, de 34 ans, avait succombé à une endocardite ulcéreuse puerpérale.

Pendant la vie, elle avait présenté un souffle diastolique à la base.

On trouva aussi des noyaux apoplectiques pulmonaires.

On a même montré des cas où l'endocardite était limitée à un seul des orifices du cœur droit: Whipham Transact. of pathol. society, t. XX) à la valvule tricuspide, et Bernhart (Deustch Archiv. für klin. med. XVIII, p. 113) aux valvules sigmoïdés pulmonaires. Van Deventer en a également publié un cas : endocardite ulcéreuse limitée aux valvules pulmonaires, sans perforation (Berliner klin Wochensch n° 49, p. 657, 1875.) Néanmoins, c'est là une exception : les valvules gauches sont presque exclusivement atteintes.

Sur 96 observations que nous avons pu recueillir, nous en avons 91 du cœur gauche et 5 du cœur droit.

Les valvules auriculo-ventriculaires sont plus atteintes que les sygmoïdes : la mitrale que l'aortique, la tricuspide que la pulmonaire.

Les valves d'une même valvule ne sont pas toutes également frappées; à la mitrale, c'est la grande valve, antérieure ou aortique, à l'orifice aortique, c'est la valve postérieure.

On rencontre parfois plusieurs orifices valvulaires malades, soit que la lésion passe de l'un à l'autre, comme nous en avons montré le mécanisme, soit que l'affection causale ait porté ses manifestations sur plusieurs points du cœur.

Enfin, il n'est pas rare de voir sur une seule lame valvulaire, plusieurs lésions anévrysmatiques.

On observe aussi, mais dans des cas plus rares, l'atteinte simultanée de toutes les valves d'un orifice (cas de Charcot, valvules sygmoïdes de l'aorte, Thèse de Martineau, et cas de Thurnam sur la tricuspide.)

Ces diverses localisations sont toutes en rapport avec des conditions anatomo-pathologiques bien connues. La présence préférée de l'endocardite sur tels et tels points, et les modifications de la pression sanguine.

Nous avons vu l'importance que les premiers observateurs attachaient à cette dernière cause : la considérant comme suffisant à elle seule à produire l'anévrysme valvulaire. (Morand, Laennec, Cruveilhier, Thurnam.

Virchow attribuait la plupart des artérites et endocardites partielles à l'irritation produite sur les membranes vasculaires internes par un excès de la pression sanguine dans certaines circonstances.

Ponfick (Virchow's archiv. für anat. path. 1873. t. VIII, p. 528), citant un cas d'anévrysme valvulaire aortique chez un cœur sujet à des endocardites à répétitions, expose cette idée que l'anévrysme valvulaire est plus fréquent dans l'endocardite aiguë, parce que cette dernière siège plutôt à l'extrémité libre des lames valvulaires et qu'ainsi le jeu de l'organe n'est pas enrayé. Dans le cas de lésion chronique, au contraire, celle-ci occupant une plus ou moins grande étendue de tissu valvulaire, celui-ci reste plus exposé à l'influence du choc sanguin. Les altérations athéromateuses ou calcaires réalisent pour lui au plus haut point les conditions favorables à la production de notre lésion.

C'est par ce mécanisme, c'est-à-dire en amenant sur tel ou tel point un excès de pression sanguine, que la maladie d'une valvule peut produire le développement d'un anévrysme sur une autre. Ce n'est autre chose que la théorie de Thurnam, qui explique la formation d'un anévrysme sur les deux valves d'un orifice aortique par l'absence congénitale de la troisième; théorie qui paraît absolument fondée, à en juger par le nombre de cas analogues que nous avons rencontrés, et, parmi les plus frappants, celui de M. Duguet (obs. XII.), celui de Rémy (obs. XXXVI.)

ETIOLOGIE.

Outre cet élément actif, la pression sanguine, nous avons vu sur le même rang que lui, au chapitre pathogénie, la lésion de l'endocarde, et si nous y revenons ici, c'est pour rapprocher de cette vue d'ensemble des anévrysmes, les états généraux qui dominent leur production, ainsi que certaines affections de voisinage qui ont été considérées comme liées au processus cardiaque.

Heschl, publiant en 1862 les cas d'anévrysmes valvulaires que nous reproduisons plus loin, faisait remarquer la présence concomitante de *pneumonies*, ayant évolué en même temps que l'affection du cœur. Il émettait l'opinion que les pneumonies, à une période avancée, et surtout lorsqu'elles se terminaient par abcès, prédisposaient à l'inflammation l'orifice aortique.

Si l'on examine à ce point de vue les observations que contient notre travail, on trouvera en effet un certain nombre de cas où les deux lésions coexistent; mais déjà, Bouillaud avait été frappé de cette coïncidence, et dans sa longue liste d'observations d'endocardite, on rencontre à chaque pas des pneumonies. Pour lui, dans le tiers ou le quart des cas graves de pneumonie ou de pleuro-pneumonie, il survient de l'endocardite, qui atteindrait toujours l'orifice de l'aorte. Il voyait, dans les cas où ces deux affections apparaissent simultanément, l'action simultanée d'une cause morbifique unique, frappant à la fois l'endocarde et les voies respiratoires.

Nous ne nous arrêterons pas au *rhumatisme* : nos observations nous le signalent dans l'immense majorité des cas.

De même pour *l'état puerpéral* : soit qu'on le considère comme agissant par lui-même, soit comme état secondaire, la vraie source restant toujours le rhumatisme.

Mais, indépendemment de ces causes générales communes, des travaux récents ont montré que d'autres affections, à marche chronique, peuvent, quoique plus rarement, s'accompagner d'endocardite anévrysmatique.

En 1873, M. Lancereaux publiait dans les Archives générales de médecine un article où il mettait en relief les rapports unissant certaines formes d'endocardite ulcéreuse et anévrysmatique à l'*intoxication paludéenne.*

Honurnijk et Dutrouleau avaient signalé des endocardites pendant le cours de la fièvre intermittente. En 1864, Duroziez avait publié dans la Gazette des hôpitaux un article sur les « maladies organiques du cœur et de l'aorte, et le double souffle crural d'origine saturnine. » M. Lancereaux, dans le mémoire ci-dessus rapportait plusieurs cas de son atlas, et en citait de nouveaux. Dans cinq ou six d'entre eux, nous retrouvons la présence d'anévrysmes valvulaires. Récemment, dans le numéro d'avril 1881 des Archives de médecine, il est revenu sur cette question : il en montre l'importance, et signale la localisation précise de cette variété de lésions à l'orifice aortique.

Nous pouvons ajouter à ces faits un nouveau cas inédit, que nous devons à l'obligeance de notre excellent collègue et ami Variot. Ayant reçu sa communication au dernier moment, nous n'avons pu avoir l'observation clinique, et nous ne publions que le résultat de l'examen que nous avons pu faire de la pièce anatomique. Malgré l'absence d'observation complète, il reste néanmoins acquis, deux faits de l'histoire clinique. Cet homme est mort d'asystolie, quoiqu'il fût aortique : il était manifestement palustre.

Obs. XLI inédite.

Cœur très hypertrophié, surtout le cœur gauche. Sur la mitrale, végétation sans importance. A l'aorte, sur le vaisseau lui-même, peu ou pas d'athérome.

Sur la valve droite, végétation de la grosseur d'un petit pois, sur la face ventriculaire.

Sur la valve postérieure : à la face ventriculaire, vastes lambeaux flottants dans la cavité du ventricule. Quelques-uns ont près de deux centimètres de longueur : ils sont granuleux, déchiquetés. Ils ne sont point isolés, groupés autour d'un orifice ; ils constituent un large canal dans lequel on fait pénétrer le petit doigt ; ce canal a une hauteur de 1 centimètre et demi, largement ouvert à ses deux extrémités.

En examinant avec soin sa surface externe, on voit qu'elle est formée de caillots disposés sur une membrane interne, dont on peut les détacher, en agissant avec précaution. Cette membrane est manifestement l'endocarde : les caillots ne le recouvrent pas dans toute la hauteur de la poche, et près de l'insertion de cette poche, sur la valvule, il existe une zone où cet endocarde est à nu.

Vue par la face aortique, la lésion montre une disposition de la valvule en infudibulum, au fond duquel existe une perforation de la grosseur d'une noisette. On ne peut mieux comparer la disposition générale de la lésion qu'à une perforation produite par le doigt déprimant la valvule jusqu'à rupture ; celle-ci s'étant d'abord laissé distendre, et ses fragments étant restés, après la rupture, étirés et flottants.

Il y a là une question qui appelle de nouvelles recherches, mais sur laquelle existent, on le voit, des données trés précises.

Il est une autre affection générale qui porte quelquefois son action sur le cœur, et aurait peut-être quelque influence sur notre lésion.

Corvisart, on le sait, avait considéré comme dues à la *syphilis* les productions végétantes qu'il avait rencontrées dans le cœur, et cela, par analogie d'aspect avec les excroissances occupant les parties génitales.

Ces végétations furent rattachées par Bouillaud à leur vraie cause, l'endocardite rhumatismale.

Mais la question fut reprise par de nouveaux observateurs, et certaines altérations cardiaques, chez des syphilitiques, furent rapportées à la maladie constitutionnelle.

Le Dr Julia, dans un article paru en 1845 dans la Gazette médicale, citait quelques cas, démontrant pour lui la possibilité d'ulcérations cardiaques syphilitiques. Mais, dans la plupart, se rencontre le rhumatisme, ce qui altère ainsi la portée de cette preuve.

Virchow, dans sa « syphilis constitutionnelle, » reproduit une observation de Ricord, une de Lebert, un cas qu'il a observé, et il ajoute : « dans les trois cas, des gommes existaient dans le tissu du cœur : elles attaquaient non seulement le myocarde, mais aussi l'endocarde dans une grande étendue. Dans le mien, un anévrysme partiel du cœur commençait à se former d'une manière évidente.

» De plus, la myocardite s'était propagée de la paroi du cœur aux muscles papillaires, et avait déterminé une endocardite pariétale et valvulaire. »

Wickam Legg rapporte dans le Barthol. hosp. report. vol. 8, p. 183, une observation de gomme du cœur dans l'épaisseur des parois du ventricule gauche, et, en 1877, (Med. Times and Gazette), p. 449), un cas, où il existait « des anévrysmes, en forme de bourgeons, dus à la saillie sur la cloison du cœur d'une matière blanchâtre, solide, disposée en îlots, au milieu des fibres musculaires : elle existait en grande abondance là où siégeaient les anévrysmes, mais aussi à l'insertion de la mitrale. L'examen microscopique montrait les caractères anatomiques des gommes. »

M. Lancereaux, dans un article sur les affections syphilitiques de l'appareil circulatoire (Arch. gén. de médecine, 8173.) cite un cas d'Oppolzer, dans lequel on trouva, « au-dessous des valvules aortiques, deux petits orifices conduisant dans une cavité capable de contenir un haricot, et qui paraît avoir été produite par une gomme ramollie. »

Dans son traité de la syphilis, il s'exprime ainsi : « les parois des cavités sont le siège habituel des altérations : les valvules et les orifices restent le plus souvent intacts. Toutefois ce n'est pas à dire que les orifices soient complètement indemnes : « Et, à l'appui de cette idée, il rapporte le fait d'un « homme à l'autopsie duquel il trouva des exostoses, une perforation des os du crâne, un foie parsemé de dépressions et de sillons cicatriciels. Le cœur présentait un épaississement du bord libre de la mitrale : la tricuspide offrait un semblable épaississement, et, de plus, à sa partie moyenne, une perforation large de près d'un centimètre. Les cordages tendineux, aboutissant à cette valvuve, étaient atrophiés, ainsi que les colonnes charnues. »

Ces divers faits ne permettent pas, à coup sûr, d'admettre d'emblée la formation de gommes des valvules ; mais ils autorisent cependant à en admettre la possibilité, et à ne pas rejeter complètement l'idée de l'influence de la syphilis sur certaines altérations valvulaires.

Nous trouvons, enfin, un autre ordre de lésions, qui imprime aussi son cachet sur l'endocarde, et y détermine, dans quelques cas la formation de sacs anévrysmaux c'est l'*athérome*. Témoins les trois faits suivants :

Obs. XLII (Percheron, Bullet. Soc. anat., 1871, p. 265).

Homme de 52 ans. Battements de cœur. Oppression. Matité précordiale très étendue. Souffle très rude au deuxième temps et à la base, se propageant dans toute la poitrine et en arrière le long du rachis.

Battements artériels exagérés. Pouls bondissant.

Autopsie. — Cœur en dégénérescence graisseuse.

Sur la mitrale et l'aortique, quelques végétations.

Dépôts athéromateux sur la crosse aortique.

Mais l'athérome est surtout marqué à la réunion de deux des valvules sigmoïdes de l'aorte, où il y a une dureté osseuse.

L'une de ces valvules est déprimée du côté de l'aorte, saillante dans le ventricule, et présente, au centre de la dépression, le long du dépôt athéromateux, une perforation ayant 1 ou 2 millimètres de diamètre. La dépression valvulaire paraît bien caractériser ce qu'on a appelé anévrysme valvulaire.

Obs. XLIII (Marcé. Bullet. Soc. anat., 1872, p. 25).

Homme de 35 ans. Au cœur, bruit de souffle au deuxième temps et à la base. Pouls bondissant, dépressible.

Autopsie. — Athérome artériel, surtout de l'aorte.

Les sygmoïdes aortiques sont le siège de dépôts calcaires nombreux. Leur bord libre est sinueux, dur, déchiqueté, hérissé de petites végétations calcifiées. Elles ont perdu plus ou moins leurs points d'insertion : deux d'entre elles n'en forment qu'une seule, l'insertion étant détruite presque entièrement.

Au-dessous de l'orifice aortique, se voit une plaque d'athérome située juste au niveau et sur la face externe de la valve droite de la mitrale. Cette plaque athéromateuse est percée à son centre d'un petit orifice qui conduit dans une dilatation anévrysmale. Cet anévrysme valvulaire vient faire saillie sur la face interne de la valve droite de la mitrale. La cavité anévrysmale est lisse à l'intérieur ; elle peut loger à peine l'extrémité du petit doigt ; elle est renflée en ampoule et légèrement ovale.

Le grand axe de cet anévrysme est légèrement oblique en bas et à gauche, si bien que le sommet de la cavité vient au niveau du bord libre de la valvule. Ce sommet est percé d'un tout petit orifice perdu au milieu des cordages tendineux.

Obs. XLIV (Galliard, Bullet. Soc. anat., 1880, p. 256).

Homme de 42 ans. Pas rhumatisant. Dyspnée, palpitations, œdème.

Le cœur bat avec force : la matité précordiale est augmentée.

A droite du sternum, au niveau de la troisième côte, souffle rude, commençant avec le premier bruit, et couvrant en partie le second. Il se propage en bas, le long du sternum : on l'entend aussi à la région dorsale; mort subite pendant le sommeil.

Autopsie. — Cœur volumineux. Hypertrophie ventriculaire gauche.

Caillot fibrineux remplissant en partie la lumière de l'orifice aortique. Valvule gauche de l'aorte épaissie, indurée : épais noyaux athéromateux.

Sur la valvule droite et antérieure, au niveau de sa face supérieure, orifice de la grosseur d'un pois, à bords déchiquetés, donnant accès dans une poche anévrysmale creusée dans l'épaisseur de la valve elle-même, et s'étendant également jusque dans la paroi musculaire du ventricule.

L'anévrysme a un autre orifice du côté du ventricule. Sa forme est irrégulière.

Outre la petite cavité pratiquée entre les deux lames de la valvule, et tapissée de plaques athéromateuses, on trouve un diverticulum créé par dissection du muscle cardiaque.

Au niveau du bord libre de la valvule malade, existe un autre diverticule plus petit, qui logerait un pois; dont les parois sont constituées seulement par de la fibrine et que remplit une petite quantité de sang noir liquide.

Le même valvule présente encore du côté de l'aorte, une petite dépression qui allait devenir l'origine d'une production analogue. »

On voit qu'une plaque athéromateuse occupant la surface d'une valvule, amène sur les tissus sous-jacents des altérations de structures, analogues à celles qu'amenait l'ulcération.

Le mécanisme est le même, une fois le feuillet détruit.

Et nous savons que quelques auteurs considèrent l'athérôme comme prédisposant d'une façon spéciale à la production de l'anévrysme chronique.

Telles sont les relations qui unissent l'anévrysme valvulaire à la plupart des affections diathésiques ou constitutionnelles, rhumatisme, puerpéralité, cachexie paludéenne, syphilis et athérôme.

SYMPTOMES. — DIAGNOSTIC

Si l'on se rappelle les divers caractères anatomo-pathologiques de la lésion valvulaire, on en tirera la conclusion regrettable qu'aucun signe spécial ne peut, pendant la vie, nous mettre sur la voie du diagnostic.

Et, en effet, quelles que soient les modifications, même les plus rares, que la lésion puisse imprimer à la valvule, elles ne se traduiront jamais pour nous que par des signes de rétrécissement ou d'insuffisance valvulaires. Les souffles et les bruits ne recevront aucune influence spéciale. Aussi, aucun diagnostic certain ne peut-il être posé dans ces cas. Leur découverte à l'autopsie pourra être plus ou moins prévue, à l'aide de tels ou tels caractères de probabilité, mais ne saurait jamais être affirmée.

Les divers états maladifs, au milieu desquels nous avons vu parfois l'anévrysme se développer, n'offent pas avec lui de rapports assez étroits, pour aider efficacement au diagnostic.

Aucun des phénomènes fonctionnels ou des signes physiques des maladies cardiaques ne reçoivent de leur part de modification appréciable : douleur précordiale, dyspnée, caractère du pouls et des bruits, rien ne peut éclairer le clinicien.

Une seule chose a de la valeur. Lorsqu'en suivant avec attention, jour par jour, l'évolution d'une affection cardiaque qui a débuté comme une endocardite, lorsqu'on voit se produire, sous ses yeux, des modifications dans la nature des souffles, et particulièrement survenir, après une période de souffle de rétrécissement, une insuffisance du même orifice, on devra songer à une perforation de la valvule, et à la présence possible d'un anévrysme.

Nous disons possible, car nous avons vu que la perforation peut survenir sans anévrysme préalable, mais le diagnostic de perforation valvulaire aiguë nous paraît suffisamment précis.

C'est ainsi que MM. Charcot et Vulpian ont pu reconnaître, pendant la vie, une perforation valvulaire aiguë de la tricuspide. (Gaz. méd., 1862.) Ils citent un autre cas analogue, où l'on a pu assister au développement d'une insuffisance aortique en moins de huit jours.

Certains auteurs, conduits par ces exemples, ont cru voir un signe utile dans la succession d'un bruit doux et voilé, puis d'un autre rude et râpeux : l'endocarde étant seulement tuméfié, épaissi au début, pour devenir rugueux après ulcération. Mais les conditions anatomiques sont trop multiples et diverses, pour établir sur elles des données aussi précises.

Aussi, en résumé, dirons-nous : diagnostic d'autopsie, et, pendant la vie, tableau, soit de l'endocardite, simple ou ulcéreuse, soit d'une affection chronique du cœur.

OBSERVATIONS

Nous reproduisons ici un certain nombre d'observations recueillies dans les auteurs français ou étrangers, et dans lesquelles aucun détail bien saillant ne méritait d'être cité dans le courant de notre travail.

A.) — Poches intactes.

Cas XLV. (Thurnam. Cas de Cooper Lond. Med. Trans., 1838.) Garçon de 30 ans, œdème, ascite, mort subite.

Sur la grande valve de la mitrale, sac de la grosseur d'une noix, repoussant la cloison inter-auriculaire, qui paraît contribuer à sa formation.

Cas XLVI. (Ibidem. Cas de Vatson.) — Rhumatisant. Dyspnée, palpitations.

Souffle systolique, rude. à maximum vers le milieu du sternum. Souffle diastolique plus faible. Ce dernier disparut au bout de quelque temps.

Autopsie. — Hypertrophie ventric. gauche. A l'aorte, deux valves seulement. A la face ventriculaire de l'une d'elles, petit sac provenant de la dilatation de la valve elle-même, grosseur d'un grain de blé, avec petite ouverture sur la face supérieure de la valve.

Cas XLVII. (Engel, Medic. Jahrb., 1841.) — Dans l'oreillette gauche, sur la face supérieure de la mitrale, dilatation de la grosseur d'une amande, dont l'ouverture est tournée vers l'aorte.

La valvule aortique la plus voisine est couverte de végétations. Près de l'auricule gauche, en avant, cavité irrégulière. Mort subite.

Cas XLVII bis. (Transact. of Path. Society, IX, p. **117.** Ogle.) — Sujet de 33 ans. Sans rhumatisme, palpitations et dyspnées. Murmure diastolique à la pointe, double à la base. Pouls bondissant.

Une des valves aortiques, très amincie, forme une poche bien marquée, dirigée vers le ventricule, comme produite par la pression de l'aorte vers le ventricule.

Cas XLVIII. (Ibidem. Hewet. 1850). — Deux poches anévrysmales faisant saillie dans l'oreillette gauche, l'une ayant une apparence vermiforme. La valve était aussi largement ulcérée.

Cas XLIX. (Ibidem, Coulson.) — Petit sac s'ouvrant dans le sinus de Valsalva, siégeant sur une valve aortique, et, dans la valve libre de la mitrale, cavité plus petite, communiquant avec le ventricule.

Cas L. (Ibidem. Peacock., 1851.) — Cas d'anévrysme, petit, partiellement bilobé, de la valve postérieure de la mitrale et du ventricule gauche.

Cas LI. (Ibidem. Habershon.) — Sur la valve antérieure de la mitrale, espace circulaire d'environ 3[4 de pouce de diamètre, épaissi et faisant bourgeon considérable vers l'oreillette gauche.

La valve était aussi perforée à son centre par un petit orifice capable d'admettre un stylet, et bouché par un caillot.

Cas LII. — (Kiemann, 1866, Med. Jahrb. 1878, p. 219.) — Homme de 48 ans. Matité précordiale augmentée. Souffle au deuxième temps à la mitrale. A l'aorte, deux souffles, le second surtout marqué.

Soufle double aux carotides. Œdème des jambes.

Purpura cachectique. Albuminurie.

Autopsie. — Hypertrophie du ventricule gauche.

Mitrale épaissie; sur le bord libre de sa valve aortique, saillie grosse comme un petit pois, dirigée vers l'oreillette, et formée d'un sac, rempli de sang coagulé.

Orifice sur la face ventriculaire.

Cas LIII. (Virchow und Hirsch Jahrasb. 1866. Weber.) — Homme donnant les signes de rétrécissement aortique. Anévrysme des trois sinus de Valsalva.

Sur une des valves, processus ulcéreux ayant amené sa perforation.

Cas LIV. — (1867. Med. Jahrb. 1878, p. 221.) — Homme de 27 ans. Palpitations, dyspnée. Matité précordiale augmentée. Souffle diastolique à l'aorte.

Autopsie. — Hypertrophie du cœur. Végétations à la mitrale.

Le feuillet supérieur de la valve interne de la mitrale fait saillie dans l'oreillette.

Toute la moitié gauche de la valve postérieure de l'aorte a disparu. Sur la valve gauche, concrétions calcaires, et orifice du volume d'un pois.

Cas LV. — (Wilks. Virchow und Hirsch Jahresb. 1868). — Homme porteur d'une vieille affection cardiaque présentait des lésions anciennes et récentes sur la mitrale avec un anévrysme.

Cas LVI. (Charcot. Thèse de Martineau. 1865.) — Les trois sigmoïdes de l'aorte sont atteintes ; les poches font saillie dans le ventricule, recouvertes de végétations.

Cas LVII. (Ibidem). — Anévrysme mitral, la poche fait saillie entre les deux lames de la valvule.

Cas LVIII. (Raymond. Soc. anat. 1874). — Endocardite grave chez un rhumatisant à sa deuxième attaque. Cœur volumineux. Pointe dans le septième espace.

Léger frémissement.

Deux souffles : l'un à la base, l'autre à la pointe. Pouls petit.

Le souffle de la pointe disparu, celui de la base persista; et il en parut même un autre au second temps.

Pouls bondissant. Tracé d'insuffisance aortique.

Mort avec le cortège d'une hémorrhagie cérébrale.

Autopsie. — Cœur mou, volumineux. Hypertrophie ventriculaire gauche. Sur les sygmoïdes de l'aorte, ulcérations à pourtour bourgeonnant.

Sur la valve adossée à la mitrale, noyau du volume d'une petite noisette, creusé à son centre, mais à surface irrégulière.

Coloration gris jaunâtre, on dirait un bourgeon charnu infiltré de pus.

En outre, foyer hémorhagique du centre ovale, rompu dans la cavité arachnoïdienne, et formant un vaste caillot moulé à la surface des circonvolutions.

Pas d'infarctus aux viscères. Hépatite syphilitique.

Cas LIX. (Lancereaux. Atlas d'anat. pathol., obs. 149).—Homme de 56 ans. *Plusieurs accès de fièvre intermittente* en Afrique et après son retour en France. Décoloration générale de la peau et des lèvres. Œdème des jambes. Ascite.

Rate et foie volumineux. Cœur hypertrophié. Souffle léger.

Mort subite.

Autopsie. — Valvule aortique présente sur sa face ventriculaire de petits prolongements d'une longueur de 1 cent.

Sur la face aortique, dépression plus ou moins profonde, chaque prolongement constituant une petite poche anévrysmatique. Leur surface est grenue, leur tissu peu consistant rend compte de leur mode de formation.

Rate criblée d'infarctus. Les branches artérielles correspondant aux infarctus sont obstruées par des caillots jaunâtres.

Reins congestionnés, parsemés de taches brunes ecchymotiques, répondant à autant d'embolies capillaires.

Cas LX. (Coupland. British med. Journal, 1875). — Endocardite ulcéreuse, avec dyspnée ; douleur précordiale dans le ventricule gauche, valvule mitrale malade, poche développée sur elle. En somme anévrysme.

Cas LXI. (Wickam Legg. St-Barthol. Hosp. Rep. 1875).— Homme de 64 ans. Rien comme clinique.

Taches gangréneuse sur le corps.

Dans l'oreillette gauche, saillie d'un corps avec végétations adhérentes, qui paraît être une partie de la petite valve de la mitrale, couverte par l'endocarte. Il a le volume d'une fève.

La face ventriculaire est irrégulière et déchiquetée.

La grande valve est rugueuse et présente une perte de substance.

Apoplexie pulmonaire.

Veine du bras obstruée par un gros caillot.

Cas LXII (Pichler. Wien, 1875). Garçon de 19 ans. Voussure précordiale. Choc énergique. Souffle systolique à la pointe.

Second bruit pulmonaire soufflé. Souffle dans les carotides. Tracé d'insuffisance aortique.

Autopsie. — Valve antérieure de la mitrale épaissie et végétante. Petit anévrysme, gros comme un pois, faisant saillie dans l'oreillette.

Orifice semi lunaire de la partie supérieure du septum faisant communiquer les deux ventricules.

Cas LXIII (Standthartner, 1876. Med. Jahrb., 1878). Femme de 17 ans. Matité cardiaque augmentée. Douleur précordiale. Péricardite hémorrhagique. Endocardite avec anévrysme aigu de la valve postérieuree l'aorte.

Cas LXIV (Brunton and Leeg. St-Barthol. Hosp. Rep., 1876). Homme de 37 ans. Anasarque. Albumine aux urines. Fort bruit de souffle mitral, systolique.

A la fin de la vie, apparition d'un double murmure à la pointe.

Autopsie. — La petite valve de la mitrale parsemée de végétations. Sur la grande, deux bourgeons : l'un au bord de la valve gros comme pois ; l'autre, plus près du centre de la valve, gros comme un grain de chènevis.

Sur sa face ventriculaire, sont deux orifices conduisant dans les deux bourgeons de la face auriculaire, entourés de plantations, et conduisant un stylet dans les poches.

A la rate, deux infarctus triangulaires et jaunâtres.

Cas LXV (Colson. Bullet. Soc. anat., 1876). Femme de 29 ans. Prise de douleurs rhmatismales. Souffle intense au premier temps, à la pointe, se propageant à gauche. A la base, souffle doux au premier temps. Apparition de vomissements, qui prennent le caractère incoercible. Puis survient un bruit de piaulement, à maximum à gauche du sternum, dans le deuxième espace. Enfin poussée terminale de purpura.

Autopsie. — Sur les valvules aortiques, masses d'endocardite végétante. Sur l'une, ulcération conduisant dans une cavité du volume d'un petit pois, complètement vide, mais dont le contenu paraît s'être déversé dans l'aorte. Foyers d'extravasation sanguine dans la plupart des viscères.

Cas LVI (Medicin. Jahrb., 1878). Femme de 20 ans. Rhumatisante. Cœur dans le sixième ou septième espace. Choc violent, soulèvement de la poitrine. Bruit systolique à la pointe. Diastolique à l'aorte. Le second bruit pulmonaire est très fort. Souffle diastolique aux carotides. Pouls vibrant. Palpitations. Dyspnée.

Autopsie. — Sur la valve aortique de la mitrale, tumeur ronde grossie comme un pois, formée par le feuillet supérieur rempli de caillots.

A la face inférieure de la valve, orifice correspondant.

Traînées indurées dans le tissu de la rate.

Cas LXVII (Biach. Medic. Jahrb., 1878). — Homme de 33 ans. Rhumatisant. Palpitations. Œdème. Dyspnée. Pouls un peu irrégulier. Choc dans le sixième espace. La matité commence au troisième espace gauche, et va jusqu'à deux doigts du bord sternal. A la pointe, souffle diastolique s'étendant jusqu'à l'aorte, où paraît être le maximum. Albumine aux urines. Dans les derniers jours de la vie, *pneumonie double*.

Autopsie. — Endocardite récente, greffée sur un ancien état endocarditique mitral et aortique.

Petit anévrysme du volume d'un pois sur la valve postérieure de l'aorte.

Pneumonie hypostatique double.

Cas LXVIII (Société pathol. de Londres. Séance du 5 mars 1881). Humphry présente un cas d'anévrysmes des valvules aortiques. *Il n'y a que deux valvules* et elles sont toutes deux affectées.

(B) POCHES PERFORÉES.

Cas LXIX (Löbel. Œsterr. Med. Jahrb., 1843). Homme de 51 ans. Rhumatisant. Mort d'une pleuro-pneumonie mi gauche avec hépatisation grise.

Sur la valve aortique de la mitrale, orifice gros comme une lentille, siégeant sur la lamelle ventriculaire.

Dilatation anévrysmatique sacciforme de la lamelle supérieure remplie de fibrine. Au sommet du sac, perforation.

Cas LXX (Peacock. Monthly Journal, 1852). Homme de 33 ans. Pendant un effort, douleur vive, précordiale, avec dyspnée. Puis signes d'insuffisance aortique.

Autopsie. Rien au cœur droit.

Déchirure des valvules aortiques.

Sur le bord libre de la mitrale, petit anévrysme ouvert des deux côtés.

Cas LXXI. (Jansen. Niederland Lancet, 1854.) Homme de 55 ans rhumatisant, mort subite.

Sur la face auriculaire de la valvule mitrale, petites boursouflures dont l'une est formée par le refoulement de la membrane de la valvule, à sa pointe une ouverture en fente.

Sur la face ventriculaire, orifice triangulaire qui conduit dans cette dilatation.

Sur deux des valvules aortiques, ouvertures près de leur bord libre.

Cas LXXII. (Wien. 1863). Homme de 70 ans, mort de glossite.

Méningite. Hypertrophie avec endocardite et insuffisance mitrale. Sur une des valves de l'aorte, anévrysme avec perforation.

Cas LXXIII. (Schnitzller. Wien. Med. Presse, 1865). Femme de 21 ans, frissons répétés. Œdème des jambes.

Choc cardiaque énergique. Matité précordiale augmentée, souffle systolique à la pointe. Deuxième bruit sourd.

A la pulmonaire, deuxième temps soufflant.

A l'aorte, souffle au second temps. Pouls énergique.

Phénomènes typhoïdes. Albumine aux urines.

Autopsie. Cœur volumineux, jaunâtre.

Mitrale épaissie, avec des taches blanc jaunâtre.

Grand caillots partant des muscles papillaires, entrant dans l'aorte et allant jusqu'à la sous-clavière.

La valve postérieure de l'aorte présentait un anévrysme gros comme un grain de blé, percé à son extrémité.

Cas LXXIV (Andrew. Transact. of Path. Soc., 1865). Homme de 51 ans. Dix mois avant sa mort, attaque de rhumatisme, et, depuis deux mois, signes cardiaques, dyspnée, pâleur, anasarque. Murmure rude au premier bruit, perceptible jusque dans le cou et la base du scapulum gauche.

Au centre de la grande lame de la mitrale, ouverture circulaire d'un demi-pouce de diamètre, conduisant dans un sac qui faisait saillie dans l'oreillette, et était formé par la dilatation de la lame auriculaire de la mitrale. La lame ventriculaire semblait cesser juste au bord de l'ouverture. Au sommet de la poche, ouverture d'un quart de pouce de diamètre, à bords irréguliers et frangés.

Il y a un autre petit orifice sur le côté de la poche, vers son milieu. La cavité est remplie de caillots, les uns noirs et mous, les autres fermes, jaunâtres, stratifiés.

Les deux ouvertures sont couvertes de végétations fibrineuses.

Cas LXXV. (Herchl. Œsterr. Zeitschr, 1862.) Pneumonie suppurée Hépatisation grise dans les deux lobes inférieurs, à droite, avec foyer purulent du volume d'une noix. Et, vers la base, plusieurs autres foyers, variant d'une noix à une noisette.

Au milieu de la valve postérieure de l'aorte, anévrysme sphérique, ayant, à son sommet, un trou comme une aiguille à tricoter.

Cas LXXVI. (Med. Jahr. 1878). Homme de 26 ans. Palpitations. Dyspnée.

Matité cardiaque augmentée. Souffle systolique à la pointe, diastolique à la base.

Autopsie. — Hépatisation rouge à droite.

Sur la face ventriculaire de la mitrale, épaississement irrégulier du volume d'un petit pois, et au milieu perte de substance avec végétations.

La valve gauche présente une perforation du volume d'un grain de blé.

Cas LXXVII (Simon. Berlin. Klin, Wochenschr, 1871). Garçon de 16 ans, Depuis près de cinq semaines, fièvre, frissons, dyspnée, palpitations, phénomènes typhoïdes.

Matité cardiaque augmentée. Bruits du cœur sourds, sans souffle.

Autopsie. — Foyer de ramollissement rouge à droite. Plusieurs embolies dans les petits vaisseaux, rien dans les gros troncs.

Sur la valve aortique de la mitrale, masse arrondie, pleine de caillots; sur le milieu de la valve, perte de substance de 2 centimètres et, à l'extrémité de la masse, orifices au nombre de deux.

La cavité s'étend jusqu'à la valve externe aortique.

Dans le poumon, noyaux noirâtres. Dans le rein, infarctus.

Cas LXXVIII (Gairdner. British med. Journal, 1872). Cœur volumineux : surtout le ventricule gauche.

La valve gauche aortique était transformée en une masse proéminente, hérissée de végétations: en un point, perforation de la valve.

La valve postérieure portait un petit anévrysme qui se serait rompu du côté du ventricule.

Pendant la vie, dyspnée, surtout nocturne, albumine.

Au cœur. Murmure de régurgitation aortique, remplacé plus tard par un bruit systolique.

Cas LXXIX (Lépine. Bullet. Soc. anat., 1873). Homme de 46 ans. Cachectique, pâle, dyspnée, purpura, matité précordiale étendue : Impulsion cardiaque énergique.

Piaulement systolique à maximum à la pointe.

Bruits normaux à la base. Double souffle crural. Coma.

Valve antérieure de la mitrale présente sur sa face auriculaire deux saillies cylindroïdes de 5 à 6 mètres de hauteur, largement déchirées à leur sommet.

Sur l'une des sigmoïdes de l'aorte, petit anévrysme faisant saillie du côté du ventricule, perforé d'un orifice très-fin à son sommet. Pas d'infarctus.

Cas LXXX (Jaster. Aneur der Herzkl. Berlin 1873). Homme de 35 ans. Sur la face ventriculaire de la valve aortique de la mitrale, excroissance polypiforme, avec une perforation au centre, en forme de cratère. L'ulcération s'étend jusqu'à la valvule semi-lunaire gauche.

Embolies multiples du myocarde, Infarctus de la rate et des reins. Ramollissement blanc des deux hémisphères.

Cas LXXXI (Ibidem). Garçon de 12 ans.

Sur les valvules aortiques, végétations avec dépôts calcaires. Sur l'antérieure et le postérieure, perforations, près du bord libre laissant passer une sonde. Sur cette dernière, végétations se dirigeant vers le ventricule.

Infarctus de la rate et des reins.

Cas LXXXII. (Ponfick. Virchow's archiv. 1878). Anévrysme des valvules gauche et postérieure de l'aorte, fait saillie dans le ventricule, et est perforé à son extrémité.

Embolie ancienne de la sylvienne droite, récente de la gauche.

Infarctus de la rate et des reins.

Cas LXXXIII. (Peyrot. Bullet. Soc. anat. 1874). Homme de 20 ans. Rhumatisme. Souffle doux dans toute la région, qui devient très âpeux avec maximum à la pointe. Mort subite.

Sur la mitrale, près du bord libre, masse du volume d'un gros pois, saillante sur la face auriculaire, largement ouverte du côté du ventricule, percée d'un petit pertuis.

Dans l'intérieur, canal anfractueux et inégal.

Pas d'embolie.

Cas LXXXIV. (Picard. Bullet. soc. anat 1874). Rhumatisme puerpéral chez une femme de 24 ans.

Souffle très marqué au second temps, à la base. Mort subite.

Perforation des trois sygmoïdes de l'aorte et végétations volumineuses faisant saillie dans le ventricule.

Cas LXXXV. (Liouville. Bull. soc. anat. 1874). Femme morte d'accidents typhoïdes au septième mois de sa grossesse.

Endocardite aortique. Valvules couvertes de petites végétations verruqueuses, une d'elles est perforée, et l'ulcération forme un petit abcès de la grosseur d'un pois, au point d'insertion des valvules. Petit infarctus du rein gauche.

Cas LXXXVI (Biach. med. jahrb. 1878). Homme de 54 ans. Pouls régulier. Pas de dyspnée. Pointe dans le sixième espace : battement fort. Matité exagérée à droite.

Souffle présystolique à la pointe. Rien à la systole.

Souffle diastolique à l'aorte : albumine.

Un souffle apparaît à la systole, à la pointe. Dyspnée survient.

Pouls vibrant. Mort.

Insuffisance aortique, avec formation d'un anévrysme des valves, droite et postérieure, qui sont déchirées.

Hépatisation grise des lobes moyen et supérieur à droite.

C. TRAJETS INTRA-PARIÉTAUX.

Cas LXXXVII. (Lobel. œster. med. Jahrb. 1643). Homme de 32 ans rhumatisant. Palpitations, hémoptysie.

Dans la partie supérieure de la paroi antérieure du ventricule gauche, foyer purulent, fusant entre les lames de la valvule aortique qui est au-dessous de l'artère coronaire.

Au-dessous, second foyer communiquant avec une ouverture située sur la valve aortique de la mitrale.

Cas LXXXVIII (Peacock. Transact. of path. soc. 1852). Malade mort de pneumonie.

Anévrysme sur la moitié droite de l'anneau d'insertion de la valve postérieure de la mitrale, qui recouvre en partie son ouverture. Il communique avec le ventricule par un orifice ovale. Le sac était bilobé: une portion se projetait dans la substance du ventricule, l'autre occupait la mitrale, et s'ouvrait dans la cavité de l'oreillette droite. Le sac contenait des caillots décolorés : les bords étaient rudes et irréguliers.

Cas LXXXIX (Reinhard Virchow's archiv. 1857). La valvule semi-lunaire postérieure aortique présente un gros anévrysme adhérent au côté correspondant de la valve droite, qui communique avec une perforation de la cloison interventriculaire.

Sur une des valvules tricuspidiennes, perte de substance en communication avec le trou interventriculaire.

Cas XC. (Herchl. œster. Zeitschr. 1862). Femme de 20 ans.

Valves droite et gauche aortiques épaissies, végétations vers les nodules.

Sur la postérieure, au-dessous du nodule, saillie du volume d'une noisette, avec des végétations : elle est percée d'un trou comme un pois.

De là, part une traînée inflammatoire aboutissant à l'oreillette droite, au niveau de laquelle l'endocarde est rouge et couvert de végétations.

Cas XCI (Ibidem). Femme de 55 ans. Pneumonie droite lobulaire.

Valvule postérieure de l'aorte présente à sa face inférieure une saillie remplie de caillots : elle est formée par le tissu des valvules et perforée en divers points.

Comme dans le cas précédent, l'inflammation gagne l'oreillette droite, dont la paroi présente une plaque de la dimension d'une pièce de 20 centimes infiltrée de pus.

Cas XCII (Pelvet. Thèse de Paris. 1867). Femme en état puerpéral, âgée de 24 ans.

Souffle rude à chaque temps, le premier plus marqué.

Anévrysme de la sigmoïde postérieure aortique, communiquant avec un trajet qui traverse la cloison interventriculaire, gagne l'oreillette droite, où elle fait saillie au-dessus de la valve interne de la tricuspide.

Cas XCIII (Pelvet. Ibidem, observation de Pereira). Fille de 15 ans. Murmure systolique violent se percevant sous le sternum et des deux côtés de cet os.

Autopsie. — Au-dessous de la valve aortique droite, orifice de l'anévrysme qui allait faire saillie, sous forme de quatre poches, dans les cavités droites du cœur. Une des poches était rompue. Cette dernière avait traversé le tricuspide.

Cas XCIV (1870. Med. Jahrb., 1878). Malade présentant un souffle systolique à la pointe. A l'aorte, souffle systolique et diastolique à timbre musical.

Autopsie. — Hépatisation rouge des deux lobes supérieurs à droite. Au niveau de l'insertion de la valve aortique de la mitrale, ouverture grosse comme un pois, menant dans un sac épanoui dans l'oreillette et percé d'une ouverture en fente. Le sac est gros comme un marron.

L'anévrysme filait jusqu'aux valves aortiques.

Cas XCV (Jaster. Loco citato). Homme de 21 ans. Cœur hypertrophié. Les valves droite et postérieure sont perforées. La première d'un trou gros comme le bout du petit doigt, et l'autre comme une cerise. L'ulcération gagne le septum et arrive à l'endocarde du ventricule droit, qui est perforé sur l'étendue d'un pois. Hépatisation rouge du poumon. Infarctus de la rate et des reins.

Cas XCVI (Leroux. Bullet. Soc. anat., 1878). Homme de 18 ans. Rhumatisme subaigu. Facies typhoïde. Fièvre le soir. Souffle assez fort, au premier temps, à la pointe. Battements irréguliers. Pouls misérable.

Autopsie. — Sur la sigmoïde de l'aorte répondant à la mitrale et entre ces deux valvules, végétation inégale, grosse comme une noisette. Elle est perforée en deux points : une ouverture petite, à quelques millimètres du bord libre ; une autre, large, déchiquetée, conduit dans une excavation considérable qui file dans deux sens. D'un côté, elle s'enfonce dans la cloison interventriculaire ; de l'autre, remonte le long de la paroi auriculaire, menaçant de s'ouvrir dans l'oreillette gauche et le cœur droit. Elle contient des caillots rouges et du pus. Il y a eu là un abcès, à la base de la valvule, ayant amené son dédoublement et sa perforation.

Infarctus multiples de la rate et des reins.

CONCLUSIONS.

. La formation des anévrysmes des valvules est sous la dépendance de deux facteurs :

Un processus destructif de l'un des feuillets de l'endocarde valvulaire ;

La pression sanguine.

II. Le feuillet valvulaire disparaît, le plus souvent, par le fait d'une endocardite aiguë, simple ou ulcéreuse, ou d'une endocardite chronique.

III. Il peut également être détruit par l'athérome.

IV. La marche de l'anévrysme est toujours la même : distension, rapide ou lente, jusqu'à rupture.

V. Aucun signe ne permet de le diagnostiquer.

BIBLIOTHÈQUE NATIONALE R.F. IMPRIMÉS

TABLE DES MATIÈRES

—

Paris. — A. PARENT, imprimeur de la Faculté de médecine, rue Monsieur-le-Prince, 31.
A. DAVY, successeur.

www.ingramcontent.com/pod-product-compliance
Ingram Content Group UK Ltd.
Pitfield, Milton Keynes, MK11 3LW, UK
UKHW021157220726
13924UKWH00003B/1180

9 782019 941499